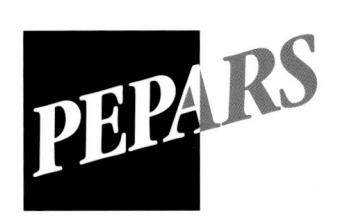

JN244792

【ペパーズ】

編集企画にあたって…

皮膚悪性腫瘍は，多くの形成外科医が日常診療で携わっている分野です．日本形成外科学会においても特定領域指導専門医制度の1つとして，2010年皮膚腫瘍外科指導専門医認定委員会(現在は，皮膚腫瘍外科分野指導医認定委員会)が立ち上がり，認定制度が制定されました．現在，皮膚腫瘍外科分野指導医が748名誕生しています．

近年の皮膚悪性腫瘍に対する治療は大きく変化しつつあります．従来，悪性黒色腫のみ保険適用であったセンチネルリンパ節生検が，有棘細胞癌やメルケル細胞癌に対しても保険適用となりました．また，悪性黒色腫に対する治療では，2014年7月に抗PD-1抗体薬であるnivolumab(オプジーボ®)が世界に先駆けて本邦で承認されたのを皮切りに，vemurafenib, ipilimumabやdabrafenib＋trametinib, pembrolizumabが相次いで承認され，当初は「根治切除不能症例」のみに適応とされていたオプジーボ®が，2018年8月には「術後補助療法」としても使用できるようになりました．一方，センチネルリンパ節転移陽性メラノーマに対してリンパ節郭清を追加することが「当たり前」であった時代から，術後補助療法の有効性を背景に，「郭清を推奨しない」という方針が支配的になりつつあります．

このような劇的なパラダイムシフトが起こりつつある皮膚腫瘍外科分野ですが，現在でも多くの皮膚悪性腫瘍で根治的治療として手術療法が第一選択であることには変わりありません．また補助療法が発展してきている今だからこそ，より手術療法による局所制御の重要性は高まっていると考えています．解剖学やそれに準拠した機能に対して深く理解した上で「確実に切除」し，さらに「良い再建を行う」のは我々皮膚腫瘍外科医の大きな役割ですし，皮膚腫瘍外科医こそがその観点を持ち合わせている医師であると確信しています．

皮膚悪性腫瘍では，癌種はもとより，解剖学的局在，リンパ流さらには腫瘍進展のクセなど考慮すべき項目が多岐にわたります．本稿では，皮膚腫瘍外科分野において第一線で活躍されている先生方に，代表的な皮膚悪性腫瘍を身体部位つまり解剖学的局在に分けてご執筆頂きました．特に，oncoplastic surgeryの概念を念頭に，「確実に切除する」ことと「良い再建を行う」ことについて，どのような考えで治療したのか，代表症例を通じてご提示いただきました．

本企画で皮膚悪性腫瘍に対する手術療法を到底語り尽くすことはできませんが，皆様の診療の一助となれば幸いです．最後に，本企画にご執筆賜った諸先生方ならびに全日本病院出版会の鈴木由子様に深く感謝申し上げます．

2019年7月

野村　正

KEY WORDS INDEX

WRITERS FILE

ライターズファイル（五十音順）

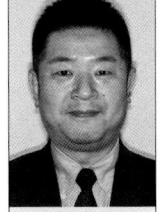

漆舘 聡志
（うるしだて　さとし）
- 1995年　弘前大学卒業
- 1995年　同大学医学部附属病院形成外科，医員
- 1997年　八戸市立市民病院外科
- 1999年　弘前大学医学部附属病院形成外科，医員
- 1999年　同，助手
- 2007年　同，助教
- 2010年　同，講師
- 2012年　弘前大学形成外科，教授

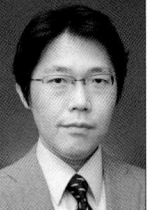

野村 正
（のむら　ただし）
- 1997年　和歌山県立医科大学卒業　神戸大学形成外科入局，研修医
- 1999年　東京大学形成外科，医員
- 2000年　神戸大学形成外科，医員
- 2004年　国立病院機構姫路医療センター形成外科，医長
- 2007年　神戸大学大学院医学研究科形成外科学修了
- 2012年　同大学形成外科，特命講師

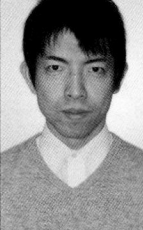

前田 拓
（まえだ　たく）
- 2006年　神戸大学卒業
- 2008年　北海道大学形成外科入局
- 2018年　同大学形成外科大学院修了　同大学形成外科，助教

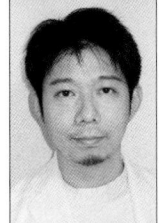

苅部 綾香
（かりべ　あやか）
- 2013年　順天堂大学卒業
- 2015年　同大学形成外科学講座入局　同大学医学部附属静岡病院形成外科
- 2017年　同大学医学部附属順天堂医院形成外科，助手
- 2019年　同大学医学部附属浦安病院形成外科・再建外科，助手

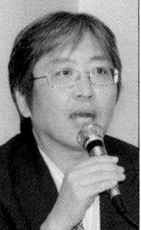

橋本 一郎
（はしもと　いちろう）
- 1988年　徳島大学卒業　同大学皮膚科（形成外科部門）入局
- 1991年　高知赤十字病院形成外科
- 1992年　徳島大学皮膚科（形成外科診療班）
- 1996年　同大学形成外科
- 1999年　同，助手
- 2005年　豪州 Bernard O'Brien Institute of Microsurgery 留学
- 2007年　徳島大学形成外科，講師
- 2008年　同，准教授
- 2014年　同，教授

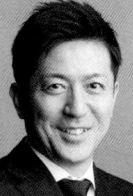

松下 茂人
（まつした　しげと）
- 1993年　熊本大学卒業　鹿児島大学皮膚科入局
- 1999年　同大学大学院医学研究科修了，学位 博士（医学）
- 2001年　阿久根市民病院皮膚科，医長　熊本大学皮膚科形成外科診療班
- 2004年　佐賀大学形成外科，助手（助教）
- 2005年　鹿児島大学皮膚科，講師
- 2013年　同，准教授
- 2014年　スイス University Hospital Zurich 留学　独立行政法人国立病院機構鹿児島医療センター皮膚腫瘍班・皮膚科，科長

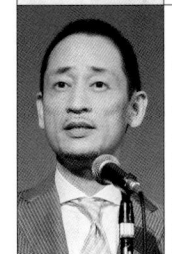

清水 史明
（しみず　ふみあき）
- 1999年 3月　熊本大学卒業
- 　　　 5月　大分医科大学付属病院皮膚科形成外科診療班入局
- 　　　10月　健和会上津町病院形成外科，医員
- 2000年11月　兵庫県立こども病院形成外科，医員
- 2002年 1月　大分医科大学附属病院皮膚科形成外科診療班，助手
- 2005年 1月　長庚記念病院形成外科（台湾）留学
- 2006年 1月　大分大学医学部附属病院形成外科，助手
- 2012年 8月　同，講師
- 2013年 6月　同，臨床准教授
- 　　　 12月　同，診療科長
- 2017年10月　同，診療教授

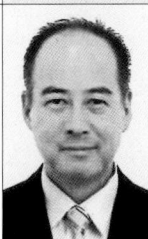

林 利彦
（はやし　としひこ）
- 1989年　北海道大学歯学部卒業
- 1996年　同大学形成外科入局　同大学大学院入局
- 2006年　同大学大学院修了
- 2006年　福井大学皮膚科形成外科診療班，助手
- 2009年　北海道大学病院形成外科助教
- 2013年　同大学病院形成外科，客員　同大学歯学研究科口腔顎顔面外科，准教授
- 2018年　同大学病院形成外科，客員　臨床教授　同大学大学院歯学研究院，准教授

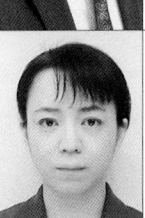

元村 尚嗣
（もとむら　ひさし）
- 1995年　大阪市立大学卒業　同大学形成外科入局
- 1995年　浜松労災病院形成外科
- 1997年　石切生喜病院形成外科
- 1999年　天理よろづ相談所病院形成外科
- 2001年　大阪市立大学形成外科，医員
- 2005年　同大学形成外科，講師
- 2011年　独国 Ludwig-Maximilians-Universität München 留学
- 2014年　大阪市立大学形成外科，准教授
- 2015年　同，教授

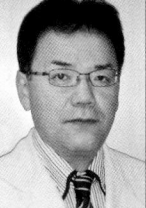

寺師 浩人
（てらし　ひろと）
- 1986年　大分医科大学（現大分大学）卒業　同大学医学部皮膚科（形成外科診療班），研修医
- 1987年　兵庫県立こども病院形成外科，研修医
- 1988年　大分医科大学（現大分大学）皮膚科形成外科診療班，助手
- 1989年　同大学，助手
- 1997～99年　米国ミシガン大学形成外科，Visiting research investigator
- 2001年　大分医科大学（現大分大学）皮膚科形成外科診療班，講師　神戸大学形成外科，助教授
- 2007年　同，准教授
- 2012年　同，教授

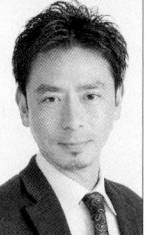

古川 洋志
（ふるかわ　ひろし）
- 1991年　北海道大学卒業　同大学形成外科入局
- 2001年　同大学大学院博士課程修了　市立函館病院形成外科，科長
- 2003～04年　米国 MD Anderson がんセンター留学
- 2008年　北海道大学形成外科，講師
- 2010年　同大学病院，診療准教授
- 2014年　同大学医学部，准教授
- 2018年　愛知医科大学形成外科，教授
- 2019年　同，主任教授

吉龍 澄子
（よしたつ　すみこ）
- 1987年　神戸大学卒業　同大学皮膚科入局
- 1989年　大阪大学皮膚科形成外科診療班（現口大学形成外科診療班）入局
- 1992年　兵庫県立こども病院形成外科
- 1993年　大阪船員保険病院形成外科
- 1995年　大阪大学皮膚科形成外科診療班
- 1997年　住友病院形成外科
- 1999年　国立大阪病院（現国立病院機構大阪医療センター）形成外科
- 2009年　同，科長
- 2010年　伊国，European Institute of Oncology 留学
- 2011年　国立病院機構大阪医療センター形成外科，科長

CONTENTS

皮膚悪性腫瘍はこう手術する
—Oncoplastic Surgery の実際—

編集／神戸大学特命講師　野村　正　　神戸大学教授　寺師　浩人

◆編集顧問／栗原邦弘　中島龍夫
　　　　　　百束比古　光嶋　勲
◆編集主幹／上田晃一　大慈弥裕之　小川　令

【ペパーズ】
PEPARS No.152/2019.8◆目次

「PEPARS®」とは <u>P</u>erspective <u>E</u>ssential <u>P</u>lastic <u>A</u>esthetic <u>R</u>econstructive <u>S</u>urgery の頭文字より構成される造語．

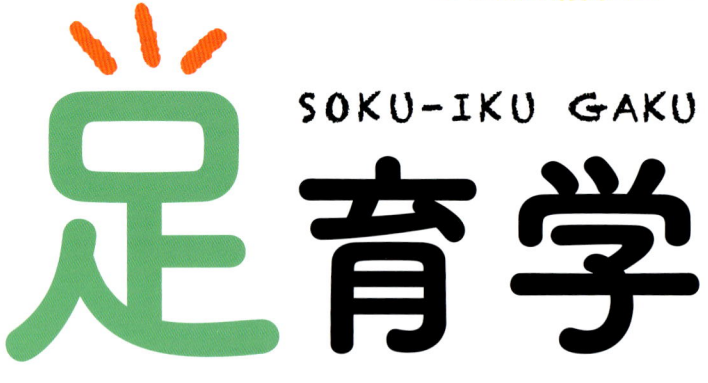

SOKU-IKU GAKU

足育学

好評

外来でみる
フットケア・フットヘルスウェア

編集：**高山かおる**　埼玉県済生会川口総合病院 主任部長
一般社団法人足育研究会 代表理事

2019年2月発行　B5判　274頁　定価（本体価格 7,000円＋税）

治療から運動による予防まで
あらゆる角度から「足」を学べる足診療の決定版！

解剖や病理、検査、治療だけでなく、日々のケアや爪の手入れ、
運動、靴の選択など知っておきたいすべての足の知識が網羅されています。
皮膚科、整形外科、血管外科・リンパ外科・再建外科などの**医師**や**看護師**、
理学療法士、**血管診療技師**、さらには**健康運動指導士**や**靴店マイスター**など、
多職種な豪華執筆陣が丁寧に解説！
初学者から専門医師まで、とことん「足」を学べる一冊です。

CONTENTS

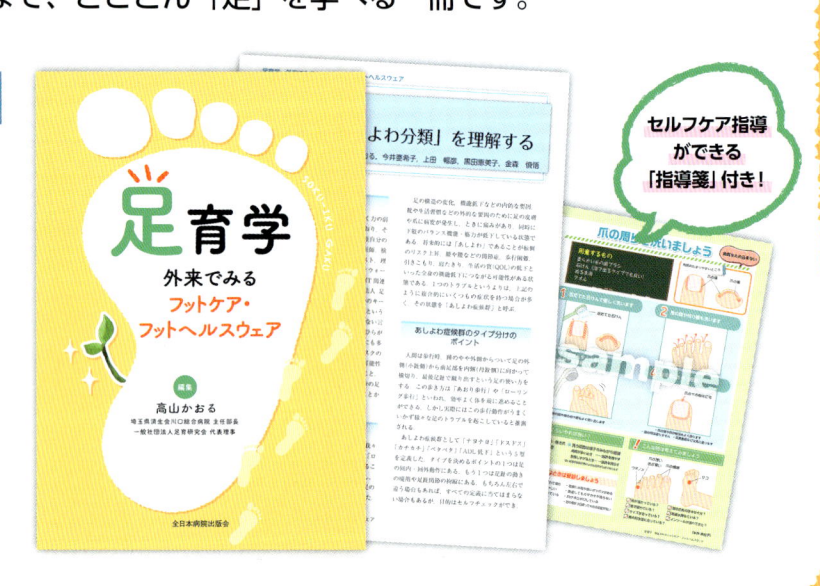

セルフケア指導
ができる
「指導箋」付き！

全日本病院出版会　〒113-0033 東京都文京区本郷 3-16-4　Tel：03-5689-5989
www.zenniti.com　　　　　　　　　　　　　　　　　　　　Fax：03-5689-8030

PEPARS No.152：1-8, 2019

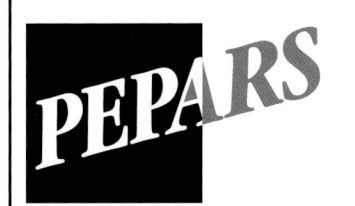

◆特集／皮膚悪性腫瘍はこう手術する─Oncoplastic Surgery の実際─

基底細胞癌切除後の眼瞼欠損に対するアプローチ

前田　拓[*1]　大澤昌之[*2]　林　利彦[*3]　山本有平[*4]

Key Words：基底細胞癌(basal cell carcinoma)，欠損幅(defect width)，眼瞼(eyelid)，余剰皮膚を用いた前進皮弁 (advancement flap with excess skin)

Abstract　基底細胞癌は再発に関するリスク分類が重要であり，低リスクまたは高リスクに基づいて切除幅を決定する．基底細胞癌切除後の眼瞼の欠損は腫瘍サイズにもよるが，眼瞼の瞼裂幅の 25%以上となることが多く，一方で 75%を超えることは稀である．腫瘍が結膜に及ぶ場合は全層欠損となり，前葉および後葉の再建が必要である．実際には，眼瞼欠損部を zone 別にとらえ，その分類に従った再建法を選択するアプローチが有用と考えられる．特に上眼瞼の欠損に対しては，余剰皮膚があればこれを前進皮弁として用いることで整容的に満足が得られる結果を期待できる．

はじめに

眼瞼は眼球保護と角膜の乾燥防止の機能を有する[1]．また顔貌の中でも最も目立つ部位の 1 つであり，顔面の整容面で果たす役割は大きい．この眼瞼において基底細胞癌が最も発生頻度の高い腫瘍であり，眼瞼・眼瞼周囲発生悪性腫瘍の 90%を占め，一方で，有棘細胞癌と脂腺癌の頻度が 4〜6%を占めるとの報告がある[2]．基底細胞癌の発生頻度は年間約 150 人/10 万人と言われており，比較的頻度の高い皮膚癌と言える．本腫瘍は臨床所見から結節型，表在型(表層拡大型)，斑状強皮症型(モルフェア型)などに大別される．基底細胞癌の病期分類は UICC における非黒色腫皮膚癌の

TNM 分類に準じる．再発に関するリスク分類が重要であり，発生部位，腫瘍の長径，再発歴の有無，組織型分類，神経周囲浸潤の有無を基準に高リスク，低リスクが定義されている(表 1)．診断から治療までの流れについては皮膚悪性腫瘍診療ガイドライン[3]が有用であり，生検による組織診断，再発リスク因子の評価，外科的切除と治療を進めていく．

本邦では海外での一般的な手法である Mohs surgery が施行できないために，広範囲切除術が治療の基本となる．NCCN のガイドラインでは，低リスクの病変に対しては 4 mm マージンで 95%以上の clearance rate が確保されるために，4 mm の切除マージンが推奨されている[4]．しかしながら，近年では大規模な review により，切除マージンが 5 mm，4 mm，3 mm，2 mm で再発率の平均はそれぞれ 0.39，1.62，2.56，3.96 であることから[5]，境界明瞭でサイズの小さい(2 cm 未満)基底細胞癌に対しては 3 mm の切除マージンで十分とする考え方もある．一方で高リスク病変の切除マージンについては，前述したように Mohs sur-

*1 Taku MAEDA，〒060-8638　札幌市北区北 15 条西 7 丁目　北海道大学医学部形成外科，助教
*2 Masayuki OHSAWA，同大学医学部形成外科，助教
*3 Toshihiko HAYASHI，同大学病院形成外科，客員臨床教授／同大学大学院歯学研究院，准教授
*4 Yuhei YAMAMOTO，同大学医学部形成外科，教授

表 1. 再発リスク分類（文献 3 より引用改変）

臨床所見		
	低リスク	高リスク
場所*/大きさ	Area L ＜20 mm Area M＜10 mm	Area L ≧20 mm Area M≧10 mm Area H
境界	境界明瞭	境界不明瞭
再発歴	初発	再発
免疫抑制	（－）	（＋）
放射線照射既往の有無	（－）	（＋）
病理組織所見		
サブタイプ	結節型，表在型	斑状強皮症型，硬化型， 浸潤型，微小結節型
神経周囲浸潤	（－）	（＋）

*Area H：頬・前額以外の顔，外陰，手，足
Area M：頬，前額，頭，頸部
Area L ：体幹，手足以外の四肢

gery が施行できないため，十分な切除縁を確保した上で外科的に切除し，その後病理検査の結果を待ち，十分にとりきれていることを確認した上で二期的に再建術を計画する[4]．特に，斑状強皮症型や浸潤型などは 10 mm 以上のマージンが必要となることもある．

基底細胞癌切除後の眼瞼の欠損は腫瘍サイズにもよるが，3~4 mm の切除マージンをとると，眼瞼の瞼裂幅の 25% 以上となることが多く，一方で 75% を超えることは稀である．腫瘍は結膜に浸潤することが多く，全層欠損となることも多い．25% 以上の全層欠損が生じた場合はそのまま縫合閉鎖することが困難となる．よって，基底細胞癌切除後は眼瞼という小さな解剖学的範囲に比較し，大きい組織欠損が生じるために，欠損部を被覆するために何らかの外科的再建術を必要とすることが多い．

診　断（図 1）

眼瞼腫瘍を診断する際に重要なことは，臨床診断を適切に行い，悪性を疑う場合は生検を行い，病理組織学的診断を得ることである．まずは，視診，触診を行い，腫瘍の局在，性状，大きさ，潰瘍の有無,周囲への浸潤（特に結膜側）を確認する．その際に，瞼裂幅を測定することも重要である．個人差が比較的大きいので，幅に対して，切除後にどの程度の欠損になるのかをあらかじめ予測することは重要である．このように視診,触診によって確かな臨床診断を得ることは，その後の治療方針，外科的治療における切除範囲，再建術式の決定のために重要である．また，問診も重要である．良性腫瘍や炎症性疾患として切開や部分的切除を施行され，再発することも稀ではない．特に初発からの経過が長く，複数回の不完全な治療を繰り返している場合には，悪性を念頭に置き診察する必要がある．ダーモスコピーは非常に有用な診断ツールであり，積極的に使用して，病理組織学的診断を得る前に，組織診断を予測することが可能である．腫瘍が 1~2 mm と小さい場合は excisional biopsy を行うことも可能であるが，ある程度の大きさの腫瘍であれば incisional biopsy を行う．確定診断がついた上で,リスク分類に応じて広範囲切除を行い，腫瘍が取りきれた上で，再建術を行う．

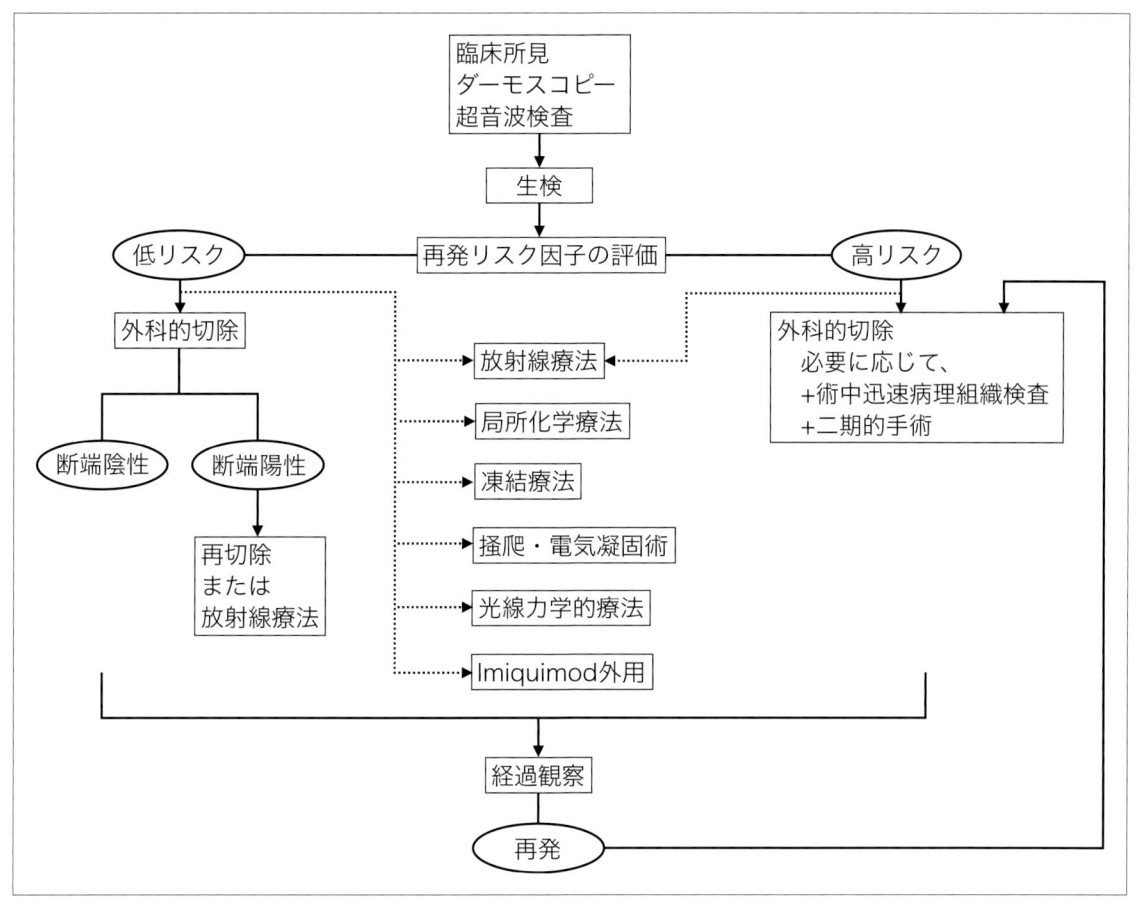

図 1. 基底細胞癌の診療アルゴリズム

手術方法

　腫瘍の完全切除を目指すことがまず基本となる．切除断端の評価については凍結標本による術中迅速病理検査と永久標本による病理組織学的検査がある．術中迅速病理検査に比較し，永久標本による評価の方が，断端評価がより確実であり，基本的には切除後に二期的に再建する方法を選択している．

1. 広範囲切除

　術直前にベノキシール®による点眼麻酔を行う．1％エピレナミン含有キシロカイン®を腫瘍の辺縁部分に局所注射する．眼球は角膜保護板を用いて保護する．切除直前に，マーキングから健側の眼瞼辺縁に 5-0 ナイロンをかけ牽引糸として用いる．これにより把持しにくい眼瞼を適切に牽引で

き，より確実な広範囲切除術を行うことが可能である．メスは 11 番メスを使用する．これにより眼瞼の前葉と後葉を一度にかつ適切に切り込むことができる．欠損部については人工真皮を貼付し，6-0 ナイロンなどで縫合固定する．

2. 腫瘍切除後の再建

　眼瞼は眼球保護と角膜の乾燥防止の機能を有する．そのためには開瞼，閉瞼および瞬目を確実に行う必要がある．また眼瞼は顔貌の中でも目立つ部位であり，整容面でも非常に重要な解剖学的部位である．それゆえ，眼瞼悪性腫瘍の再建においては，機能的・整容的に満足いく結果をもたらす必要がある．眼瞼の解剖は非常に複雑であるが，再建を計画する上で特に重要な点は，眼瞼が臨床上，前葉と後葉に分けられることである．前葉は眼瞼皮膚と眼輪筋から構成され，また後葉は瞼板

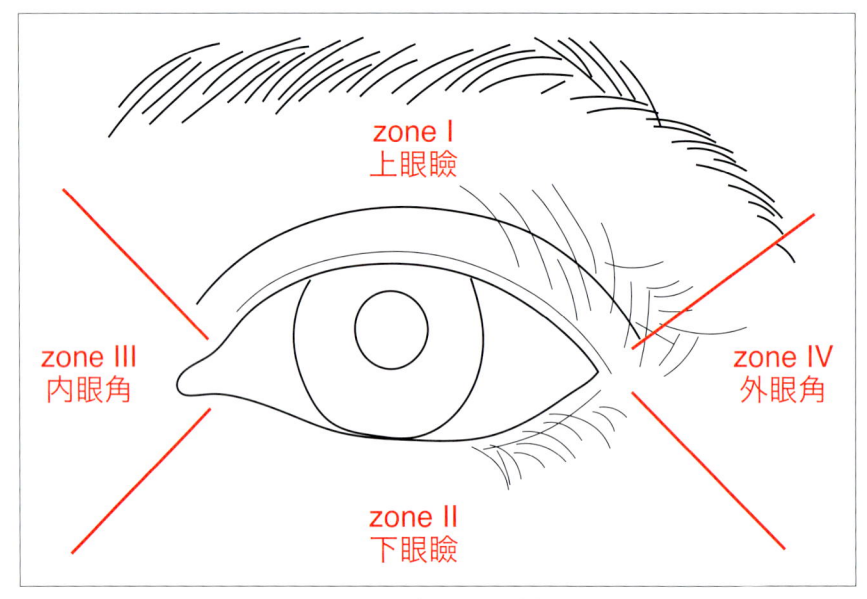

図 2. 眼瞼の zone 分類

表 2. zone 別の欠損幅に対する再建方法

zone I	前葉欠損	<50% >50%	両側前進皮弁 全層植皮術　など
	全層欠損	25%〜50% >50%	V–Y advancement myotarsocutaneous flap Mustarde の交叉皮弁 外側眼窩皮弁 余剰皮膚による前進皮弁＋耳介軟骨移植(or 口蓋粘膜)*など
zone II	前葉欠損	>50% >75%	全層植皮術, 鼻唇溝皮弁, 外側眼窩皮弁 頬部回転皮弁　など
	全層欠損	<50% >50% >75%	lateral cantholysis＋縫合閉鎖 V–Y advancement myotarsocutaneous flap sliding tarsal–conjunctival flap with skin graft 頬部回転皮弁＋耳介軟骨移植(or 口蓋粘膜)**など
zone III			眼輪筋皮弁 glabellar flap＋rintala flap***など
zone IV			頬部回転皮弁 外側眼窩皮弁　など

や眼瞼結膜などから構成される.

　腫瘍切除後の組織欠損が眼瞼の皮膚や眼輪筋にとどまる場合には, 前葉のみの再建を行えば十分である. しかしながら, 瞼縁や瞼板に生じた腫瘍であれば全層性の欠損となることも多く, 前葉と後葉の再建が必要となる.

　再建方法については眼瞼を zone 別に分類し, 欠損部位や範囲に応じた再建アルゴリズム[6)7)]が

有用であると考える. Spinelli らの分類においては, 眼瞼領域を 4 つの zone に分類し(図 2), それぞれの zone 別特徴に応じて zone I（上眼瞼）, zone II（下眼瞼）では前葉および後葉再建の必要性を, zone III（内眼角）, zone IV（外眼角）ではそれぞれ内, 外眼角靱帯再建の必要性を強調し, 再建方法を選択することを推奨している(表2).

　Zone I の再建において, 25%以内の全層欠損で

*余剰皮膚を用いた 前進皮弁	**頬部回転皮弁	***glabellar flap + Rintala flap

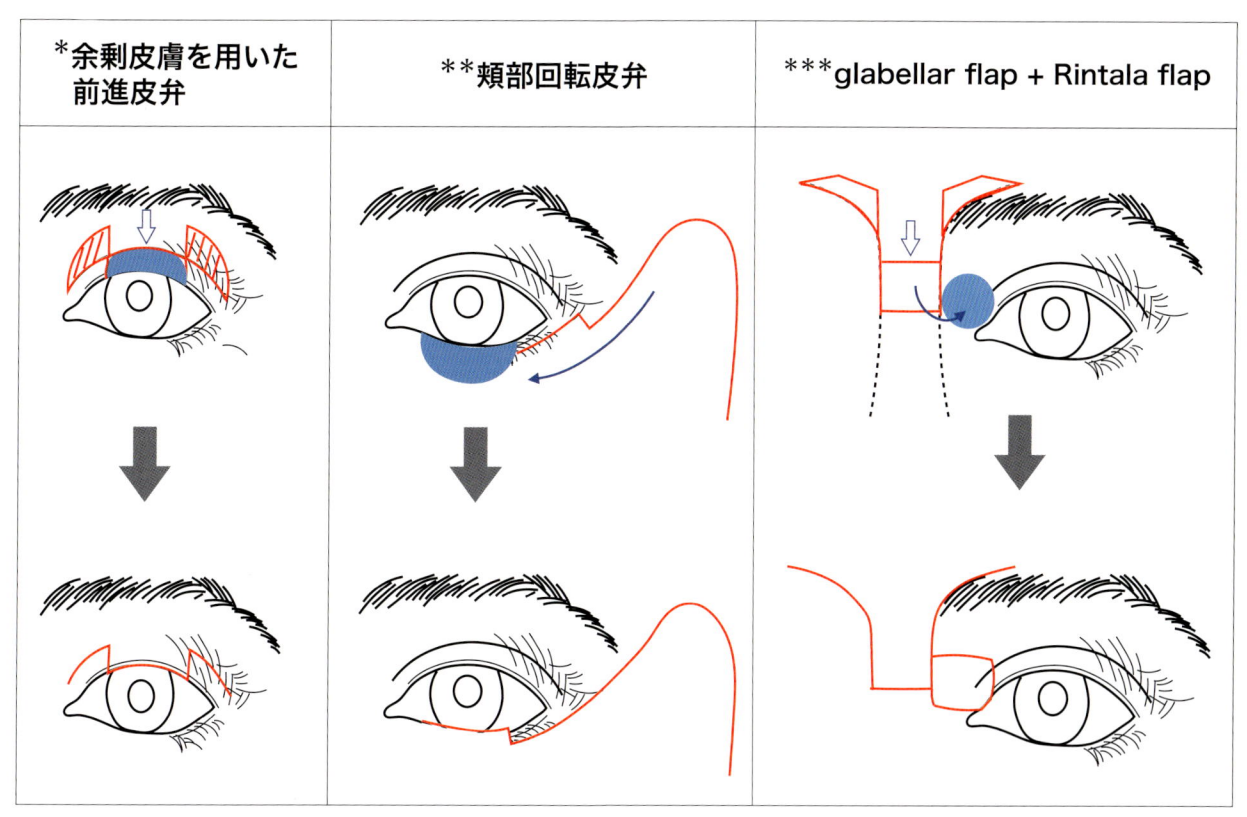

図 3. Zone Ⅰ，Ⅱ，Ⅲにおける代表的な再建方法のシェーマ（図4において＊が付いているもの）

は，基本的に単純縫縮可能である．ただし，必要に応じて外眼角切開などを追加する．25％以上，50％以下の欠損では上眼瞼組織を用いる V-Y advancement myotarsocutaneous（MTC）flap[8)9)]，下眼瞼組織を用いる Mustarde の交叉皮弁（switch flap）[10)] が有用である．欠損幅が50％を超える場合には，後葉再建が必要であり，我々は後葉を耳介軟骨[11)]で再建し，前葉を上眼瞼の余剰皮膚を尾側に advancement する再建方法（図3）を用いている[12)]．また，硬口蓋粘膜も適度な柔軟性と支持性を有しており，採取手技が容易であることから使用可能な後葉再建材料の1つである[13)]．

　Zone Ⅱ においては，欠損幅が25％以下では単純縫縮が可能であり，50％までの欠損でも外眼角切開や外側眼瞼靱帯離断術を追加することで縫縮が可能である．欠損幅が50％を超えると前葉と後葉を別々に行う必要がある．上述した耳介軟骨や硬口蓋粘膜を用いて後葉を再建し，前葉については頬部回転皮弁[14)15)]，鼻唇溝皮弁[16)]，外側眼窩皮弁

などが挙げられる．頬部皮弁を用いる際に，我々は術後の外反を予防するために，皮弁に段差をつけ，再建後の下眼瞼を盛り上げる工夫を行っている（図3）．また V-Y advancement MTC flap による前・後同時再建や，皮膚移植を用いた sliding tarsal-conjunctival flap with skin graft も 50％以上の全層欠損に対して有用な方法である．

　Zone Ⅲ では，上眼瞼からの眼輪筋皮弁や glabellar flap と Rintala flap を組み合わせた再建[17)]（図3）が有用である．基底細胞癌でも浸潤性の強い場合には，涙道や内眼角靱帯に対する再建を考慮する．

　Zone Ⅳ においては，頬部回転皮弁や外側眼窩皮弁が有用であるが，全層植皮も必要に応じて選択する．

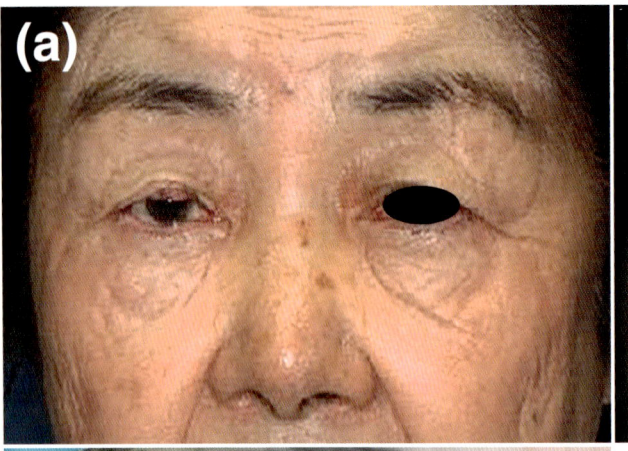
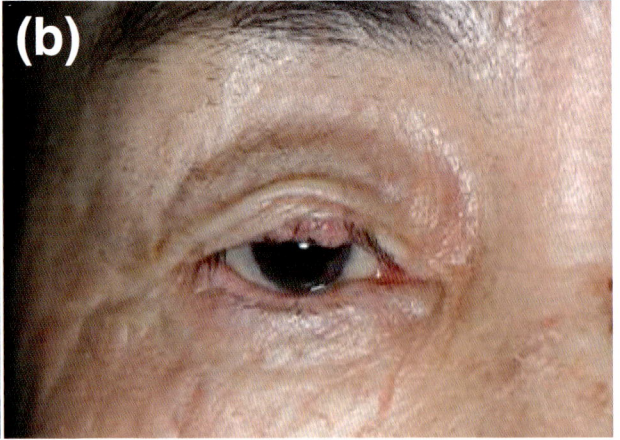

a | b
c | d/e

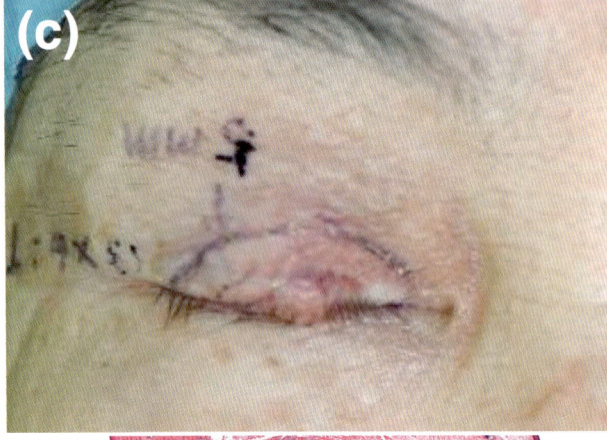

図 4.
右上眼瞼基底細胞癌症例
  a：術前
  b：術前（拡大）
  c：広範囲切除時のデザイン
  d：病理組織学的所見（弱拡大）
  e：病理組織学的所見（強拡大）

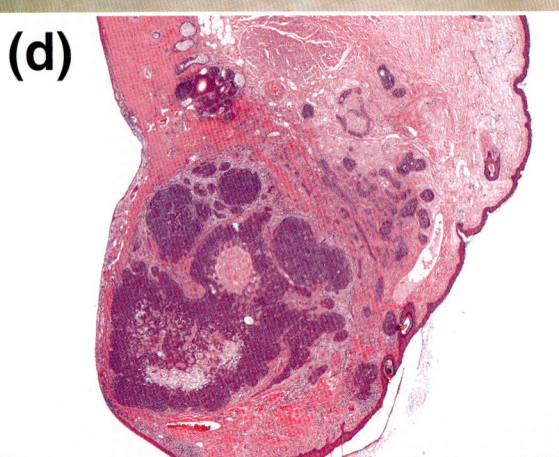
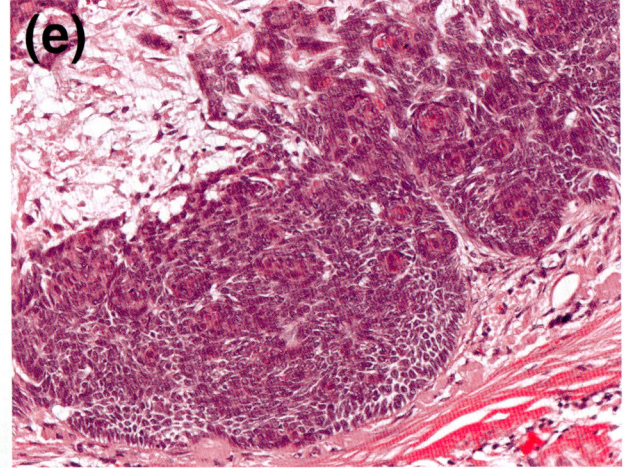

症　例（図 4）

　84 歳，女性．右上眼瞼腫瘍

　当科初診の 2 年 4 か月前に近医皮膚科で右上眼瞼皮膚腫瘍の切除術を施行され，毛包上皮腫と診断された．その後，腫瘍が再発したため，当科初診 5 か月前に近医形成外科で incisional biopsy を施行され基底細胞癌（結節型）と診断された．広範囲切除術を勧められたが希望されず，追加の治療は受けていなかった．その後，腫瘍は徐々に増大し，視野障害をきたすようになり，当科を受診した．

　断端陽性の有無を確実に評価するために二期的再建の方法とした．局所麻酔下に肉眼的境界部から側方 5 mm の切除縁を確保し，全層で広範囲切除術を施行した．術後の組織学的所見では類縁型

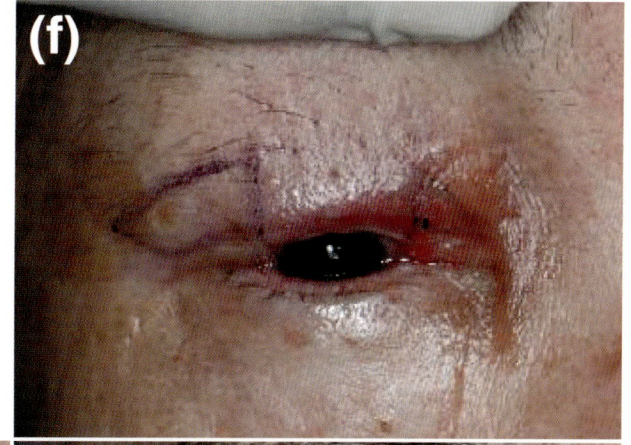

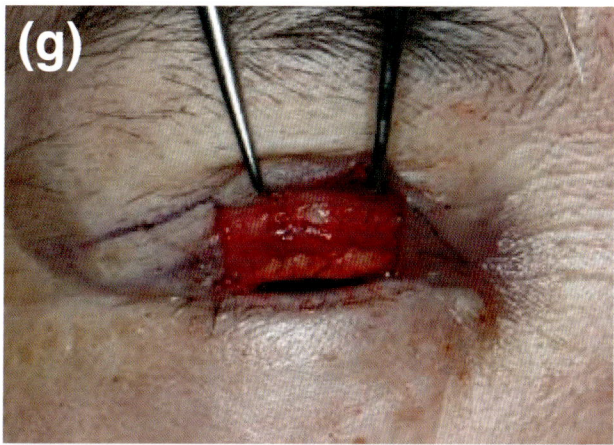

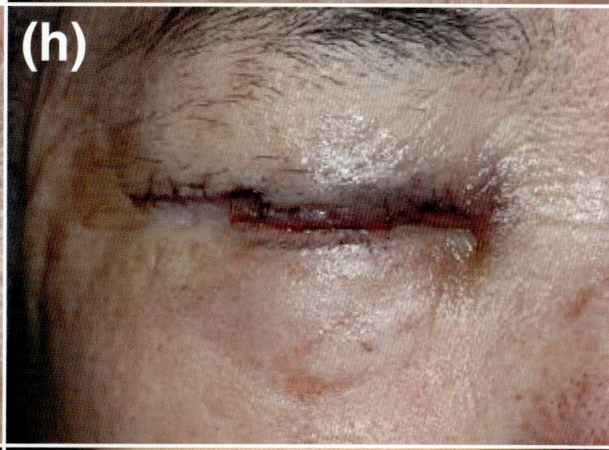

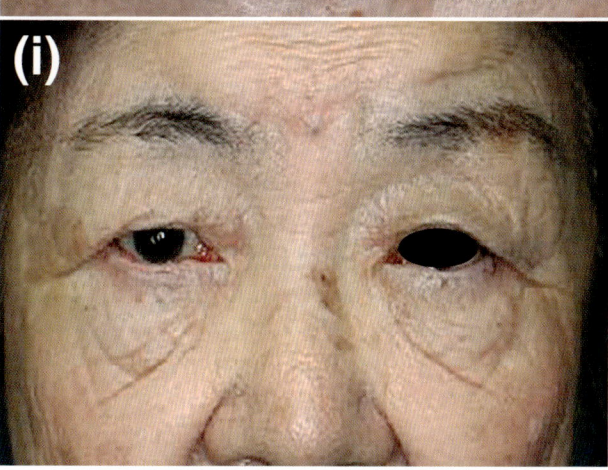

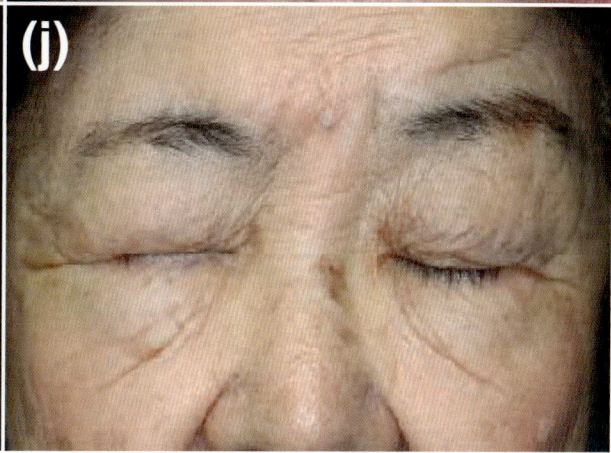

図 4のつづき
右上眼瞼基底細胞癌症例
　f：再建時のデザイン
　g：皮弁を挙上したところ
　h：皮弁を縫い合わせたところ
　i：術後 4 年 10 か月（開瞼時）
　j：術後 4 年 10 か月（閉瞼時）

または細長い核を有する腫瘍細胞が胞巣を形成しながら増殖し，核の柵状配列も認め，基底細胞癌の像であった．断端が陰性であることを確認し，欠損幅が上眼瞼の 50％以上であったために，後葉を耳介軟骨で再建し，前葉を上眼瞼の余剰皮膚を尾側に advancement する方法を選択した（図 4）．皮膚欠損部をリフレッシュし，右耳介部から耳介軟骨を採取し，上眼瞼の瞼板に縫合固定し，後葉再建を行った．一方で，前葉については，欠損部から頭側の皮膚に advancement flap をデザインし，眼輪筋をつけて皮弁を挙上した．皮弁の両側の皮膚は切除し，皮弁を尾側部へ advance して前葉再建を行った．術後 3 年で眼瞼の下垂が進行したために眉毛上皮膚切除および重瞼作成を追加した．現在，術後 5 年で左右差を認めるものの整容的に満足いく結果が得られている．

まとめ

　眼瞼は眼球保護と角膜の乾燥防止の機能を有
し，また顔貌の中でも最も目立つ部位の 1 つであ
り，顔面の整容面で果たす役割は大きい．すなわ
ち眼瞼の腫瘍切除後の再建においては機能・整容
面を損なわない再建が求められる．基底細胞癌切
除後の眼瞼の欠損は，眼瞼の瞼裂幅の 25％以上と
なることが多く，一方で 75％を超えることは稀で
ある．実際には，眼瞼欠損部を zone 別にとらえ，
その分類に従った再建法を選択するアプローチが
有用と考えられる．特に上眼瞼の欠損に対して
は，余剰皮膚があればこれを前進皮弁として用い
ることで整容的に満足が得られる結果を期待でき
る．

参考文献

1）Mueller, R. V.：Treatment of specific area, Facial trauma：Soft tissue injury. Plastic Surgery. 3rd ed. Volume Three：Craniofacial, Head and Neck Surgery and Pediatric Plastic Surgery. Neligan, P. C., ed. pp33-40, Elsevier Saunders, 2012.

2）Tyers, A. G.：Orbita, exenteration for invasive skin tumours. Eye. **20**：1165-1170, 2006.

3）斎田俊明ほか：皮膚悪性腫瘍診療ガイドライン．日皮会誌. **125**：5-27, 2015.

4）National Comprehensive Cancer Network. NCCN Clinical Practice Guidelines in Oncology Basal Cell Skin Cancer Version 1. 2019.

5）Gulleth, Y., et al.：What is the best surgical margin for a basal cell carcinoma：A meta-analysis of the literature. Plast Reconstr Surg. **126**：1222-1231, 2010.

6）Spinelli, H. M., et al.：Periocular reconstruction：a systematic approach. Plast Reconstr Surg. **91**：1017-1024, 1993.

7）Mustarde, J. C.：Repair and reconstruction in the orbital region. 125-233, Churchill Livingstone, New York, 1991.

8）Okada, E., et al.：The V-Y advancement myotarsocutaneous flap for upper eyelid reconstruction. Plast Reconstr Surg. **100**：996-998, 1997.

9）大澤昌之：Ⅳ ケーススタディ　3．上眼瞼　局所皮弁．形成外科診療プラクティス　形成外科に必要な皮膚腫瘍の診断と治療．p232-233, 文光堂, 2009.

10）Mustarde, J. C.：Reconstruction of eyelids. Ann Plast Surg. **11**：149-169, 1983.

11）Matsuo, K., et al.：Lower eyelid reconstruction with a conchal cartilage graft. Plast Reconstr Surg. **80**：547-552, 1987.

12）Ito, R., et al.：Advancement flap using the excess skin for upper eyelid full-thickness defects. J Craniofac Surg.（投稿中）

13）大井克之ほか：硬口蓋粘膜移植による下眼瞼再建．臨床眼科. **53**：755-759, 1999.

14）Mustarde, J. C.：Cheek rotation skin（Mustarde）flap to the lower eyelid. Grabb's encyclopedia of flaps volume one, Second edition. Strauch, B., et al., ed. 56-60, Lippincott-Raven, 1998.

15）山本有平：Ⅳ ケーススタディ　4．下眼瞼局所皮弁1．形成外科診療プラクティス　形成外科に必要な皮膚腫瘍の診断と治療．234-235, 文光堂, 2009.

16）Tei, T. M., et al.：Use of the subcutaneously based nasolabial flap in lower eyelid reconstruction. Br J Plast Surg. **56**：420-423, 2003.

17）Onkishi, K., et al.：Medical canthal reconstruction with glabellar combined Rintala flaps. Plast Reconstr Surg. **119**：537-541, 2007.

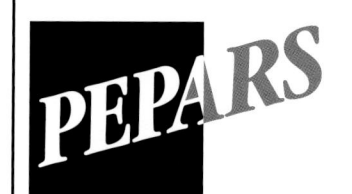

◆特集／皮膚悪性腫瘍はこう手術する―Oncoplastic Surgery の実際―

眼瞼の悪性黒色腫

元村　尚嗣*

Key Words：悪性黒色腫(malignant melanoma)，眼瞼(eyelid)，結膜(conjunctiva)，センチネルリンパ節(sentinel lymph node)，腫瘍形成外科手術(oncoplastic surgery)

Abstract　　眼瞼悪性黒色腫には皮膚原発悪性黒色腫と結膜原発悪性黒色腫が混在している症例が多く存在する．特に結膜原発悪性黒色腫の頻度は眼部悪性黒色腫全体の 16% と非常に稀で病期分類も提唱されておらず，その治療方針は確立していない．今回，我々は 77 歳，女性の左眼瞼悪性黒色腫に対して，皮膚合併切除眼球摘出術および Malar flap incisional approach を用いてセンチネルリンパ節生検および再建を行った．眼瞼悪性黒色腫においては oncoplastic surgery を駆使して治療にあたることが重要である．

はじめに

　眼瞼悪性黒色腫(MM)といった場合，皮膚原発悪性黒色腫(Dermatologenic malignant melanoma；DMM)と結膜原発悪性黒色腫(Conjunctival malignant melanoma；CMM)の両方を考える必要がある．皮膚原発で結膜浸潤があるのか，結膜原発で皮膚への浸潤があるのかの判断には迷うことが多いが，眼瞼 MM にはこれらが混在している症例が多く存在する．特に CMM の頻度は眼部悪性黒色腫全体の 16% と言われており非常に稀である[1]．未だ病期分類も提唱されておらず，その治療方針については確立したものがない．眼瞼悪性黒色腫に対しては oncoplastic surgery を駆使して治療にあたることが重要である．

切除について

　DMM の切除について，National Comprehensive Cancer Network(NCCN)の推奨側方マージンは Tis：0.5〜1 cm，＜1.0 mm：1 cm，1.01〜 2 mm：1〜2 cm，2.01〜4 mm：2 cm，>4 mm：2 cm となっており[2]，これに準拠する．しかし，当科の眼瞼 DMM の治療では，1 cm の側方マージンで，深部については眼瞼全層で切除することが多い．2017 年に American Joint Committee on Cancer(AJCC)Cancer Staging Manual および Union for International Cancer Control(UICC) TNM Classification of Malignant Tumours の第 8 版[3]が公表され，CMM では腫瘍の眼瞼に対する比率で T1a〜d を，腫瘍が眼球以外の結膜(円蓋，瞼結膜，瞼板)のみか涙丘に浸潤かで T2a〜d を，眼球・眼瞼・眼窩，涙器への浸潤の有無で T3a〜d を，中枢神経系へ浸潤したものを T4 としている(表 1)．依然として病期分類は提唱されておらず推奨されている治療方針がないのが現状である．

　しかし，治療の中心は外科的切除であり，適切なマージンを確保しての完全切除が望ましいのは他の部位と同様である．眼球および眼瞼という特殊性，視機能あるいは整容性という観点から，冷凍凝固術[4,5]，MMC 点眼[6]や 5-FU 点眼[7]，局所放射線療法[4,5]などの補助療法も報告されている．眼球内容除去術については大きな侵襲を伴うにもかかわらず生命予後の点で寄与するものが少ないとの

* Hisashi MOTOMURA，〒545-8585　大阪市阿倍野区旭町 1-4-3　大阪市立大学大学院医学研究科形成外科学，教授

表 1. Conjunctival melanoma TNM staging AJCC UICC 8th edition

Primary tumor (T)	
Clinical tumor (cT)	
cT category	**cT criteria**
TX	Primary tumor cannot be assessed
T0	No evidence of primary tumor
T1	Tumor of the bulbar conjunctiva
T1a	<1 quadrant
T1b	≥1 to <2 quadrants
T1c	≥2 to <3 quadrants
T1d	≥3 quadrants
T2	Tumor of the nonbulbar (forniceal, palpebral, tarsal) conjunctiva, and tumor involving the caruncle
T2a	Noncaruncular, and ≤1 quadrant of the nonbulbar conjunctiva involved
T2b	Noncaruncular, and >1 quadrant of the nonbulbar conjunctiva involved
T2c	Caruncular, and ≤1 quadrant of the nonbulbar conjunctiva involved
T2d	Caruncular, and >1 quadrant of the nonbulbar conjunctiva involved
T3	Tumor of any size with local invasion
T3a	Globe
T3b	Eyelid
T3c	Orbit
T3d	Nasolacrimal duct and/or lacrimal sac and/or paranasal sinuses
T4	Tumor of any size with invasion of the central nervous system

見解から，その適応については慎重に判断する必要がある[8)9)].

リンパ節について

眼球周囲のリンパ流は，成書では2時～8時方向では顎下部・頸部に流入し，8時～14時方向では耳前部に流入するとされている．しかし実際には複雑に入り組んでいることが予想され，Amato らの報告[10)]でも，腫瘍が2時～8時方向にあった場合でも耳前部への流入を認めたり，8時～14時方向にあった場合にも顎下部，頸部への流入を認めたとされる．このように，眼周囲のリンパ流は複雑で，解剖学的にも複数のリンパ節群を有しセンチネルリンパ節 (SLN) の同定が最も困難な部位であることより，① ^{99m}Tc-フチン酸を用いた lymphoscintigraphy を施行し SPECT-CT を用いた3次元画像による SLN の評価，② 色素法，RI法，ICG 蛍光法の3 mapping method を用いたセンチネルリンパ節生検 (SLNB)，③ 輸入・輸出リンパ管を確認しつつ切除・郭清・再建が同時に行える approach の利用，④ 確実な郭清範囲の決定，が必要不可欠であると考えている．

再建について

眼瞼は解剖学的に複雑な構造をしており，機能的にも微細運動をしている．また整容的にも非常に重要な部位であり，整容と機能を兼ね備えた再建が必要となる．再建の原則は，"The best tissue is the same tissue"であり，隣接する組織で被覆することがbestであることは論を俟たない．上瞼裂幅の1/4 以下の欠損では，確実な瞼板縫合による一期的縫合が可能であり，外眼角切開術 (canthotomy) や外眼角靱帯離断術 (lateral cantholysis) を併用することで，さらに数 mm の進展を得ることができる．下眼瞼では canthotomy や lateral cantholysis により 1/3 欠損でも，場合により 1/2 欠損でも一期的縫合が可能である．1/4 以上の上眼瞼欠損に対しては何らかの組織補充が必要となり，上眼瞼の大欠損に広く適応できる皮弁としては Mustarde の交叉皮弁が最適の皮弁である．1/3 以上の下眼瞼欠損に対しては Malar flap が最適である[11)]．当科では，Mustarde の交叉皮弁であれ，Malar flap であれ，挙上に際して，頬部皮弁部の切開を耳前部から頸部へ延長することにより

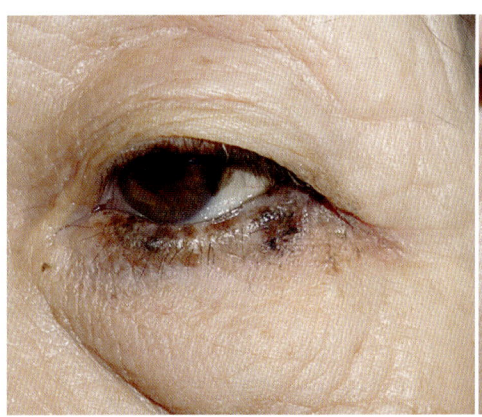
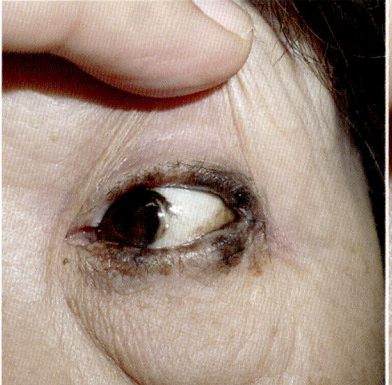
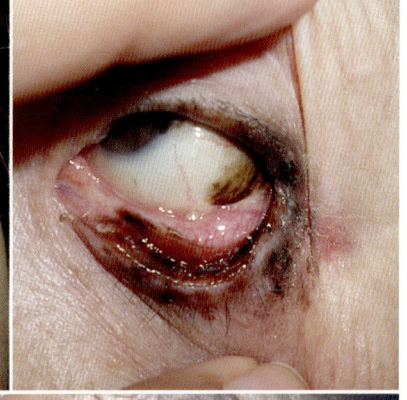
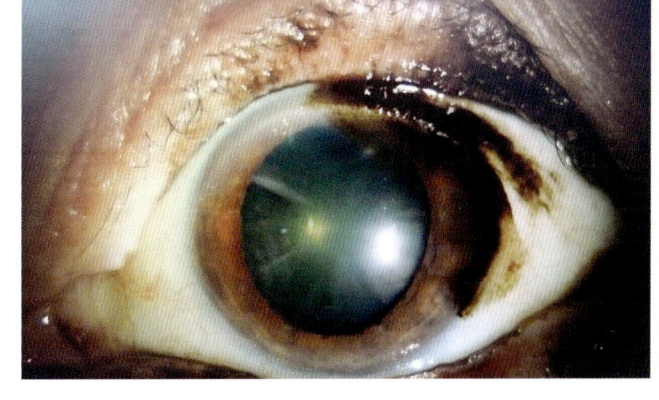

図 1.
初診時所見

リンパ流を確認しながら SLN を行い, 最終的に再建もできる Malar flap incisional approach を用いている[12]. 更に, 上下眼瞼に及ぶ大欠損でも拡大 Malar flap や forehead flap などを用いることで再建は可能である. 結膜の再建については口蓋粘膜を用いることが多い. 涙道を含んだ欠損となった場合でも一期的に涙道再建を検討する[13]. 眼窩内容除去術や眼球摘出術が必要となった場合には, 義眼床の再建までを考慮する必要がある.

Malar flap incisional approach[12]

Malar flap の皮切を利用した本法の特徴としては, ① SLNB 施行と同時に再建の準備ができる, ② 耳下腺の処理が可能, ③ 術後の scar が目立たない, ④ 頸部郭清を行う場合でも, その切開は妨げとならない, ⑤ 腫瘍周囲からのリンパ流が直接確認でき, 場合によっては輸入リンパ管を含めた一塊摘除も可能である, ⑥ この approach からのみで頸部郭清(level Ⅰ～Ⅴ)が可能である. すなわち, 切除・再建・SLNB・頸部郭清までも可能となる.

症 例

77 歳, 女性. 左 CMM；T3bN0M0

近医眼科通院中に, 左眼瞼, 球結膜に黒色斑を指摘され紹介となる. いつ頃からかは不明とのことだが, 半年前の眼科診察の際には指摘されなかったとのことであった. 初診時, 左下眼瞼全幅, 上眼瞼外側に濃淡不整な黒色斑および瞼結膜, 円蓋, 球結膜に及ぶ黒色斑を認めた(図1). CMM と DMM を疑い, 全身検索も並行して行う方針とした. 明らかな耳前部, 顎下部, 頸部リンパ節は触知しなかった. CT, PET などによる全身検索では明らかなリンパ節転移や全身転移を疑わせる異常所見は認めなかった. 術前の SLN の同定(lymphatic mapping)として, ^{99m}Tc-フチン酸による lymphoscintigraphy を行い, SPECT-CT を用いて画像評価を行った. SLN は耳下腺にあることがわかった(図2). 眼球の精査および手術方針について眼科にコンサルテーションを行った. 眼科の所見としては, 球結膜から角膜まで浸潤があり眼球温存は困難であるとの判断であった. 局所の診

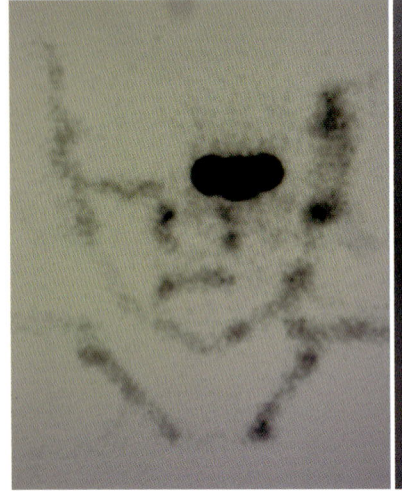 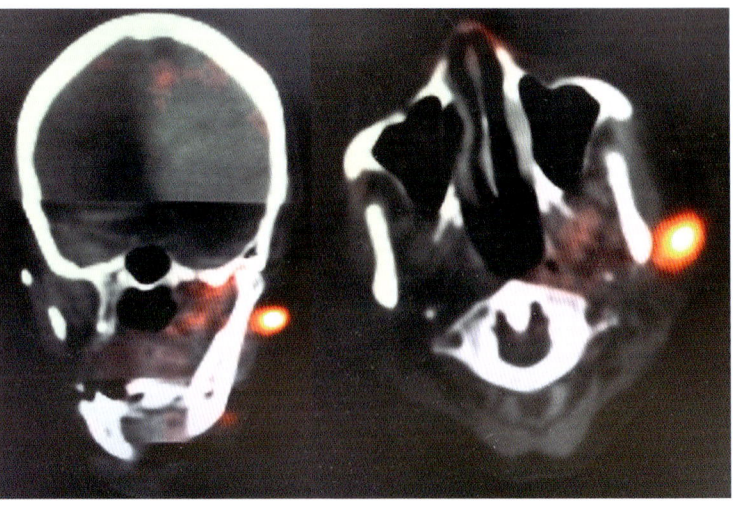

a．2次元画像　　　　　　　　b．SPECT-CT を用いた3次元画像

図 2. 術前 lymphoscintigraphy

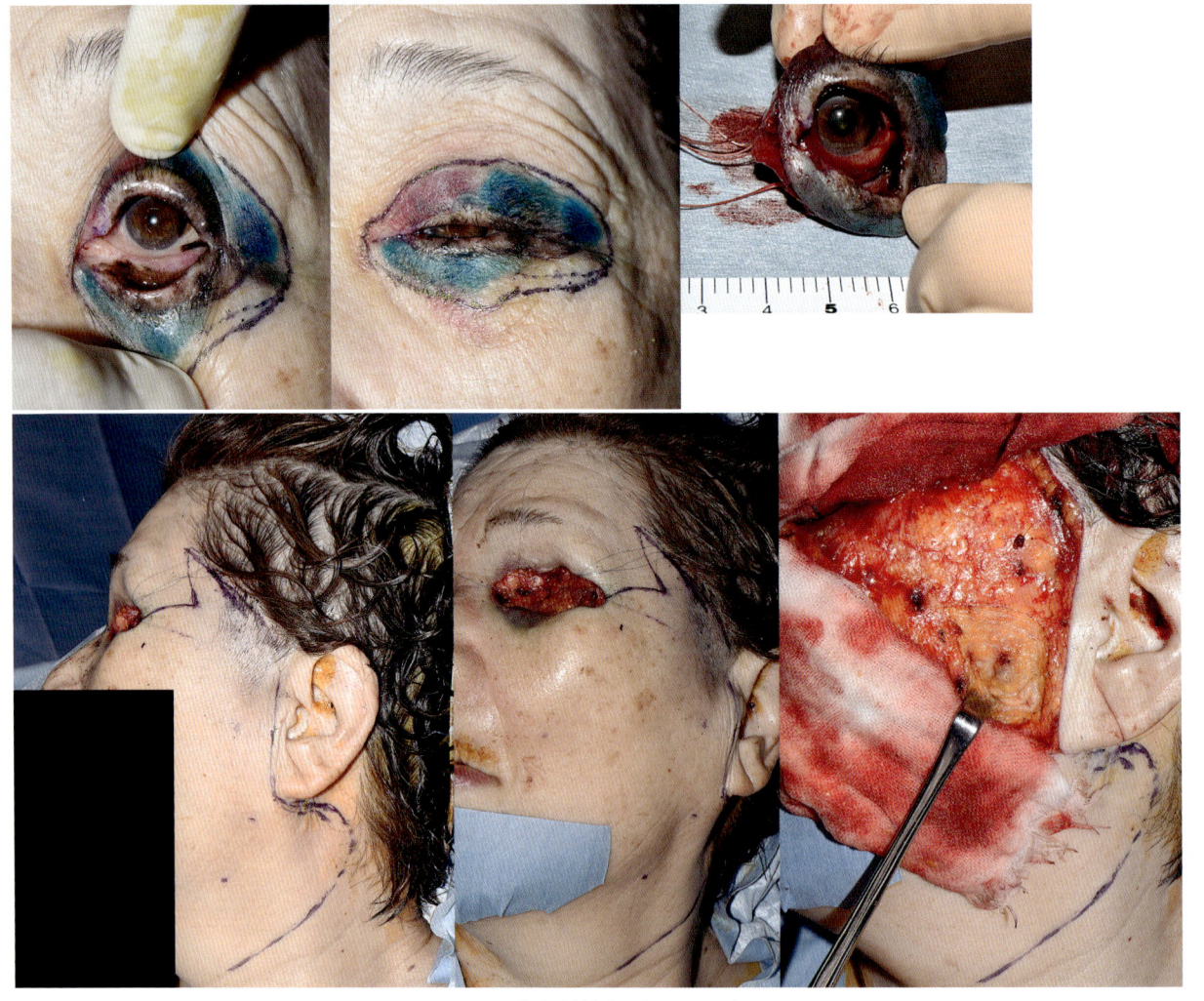

図 3. 術中所見(切除，SLNB)

$\frac{a}{b}$

a：Patent blue V を上下眼瞼病巣周囲に皮内注した．腫瘍から1cm離して全層で切除，眼球摘出術を施行

b：生え際に三角弁を付加させた拡大 Malar flap approach で耳下腺内の蛍光発色した SLN を摘出した(迅速病理では転移(−))であった．

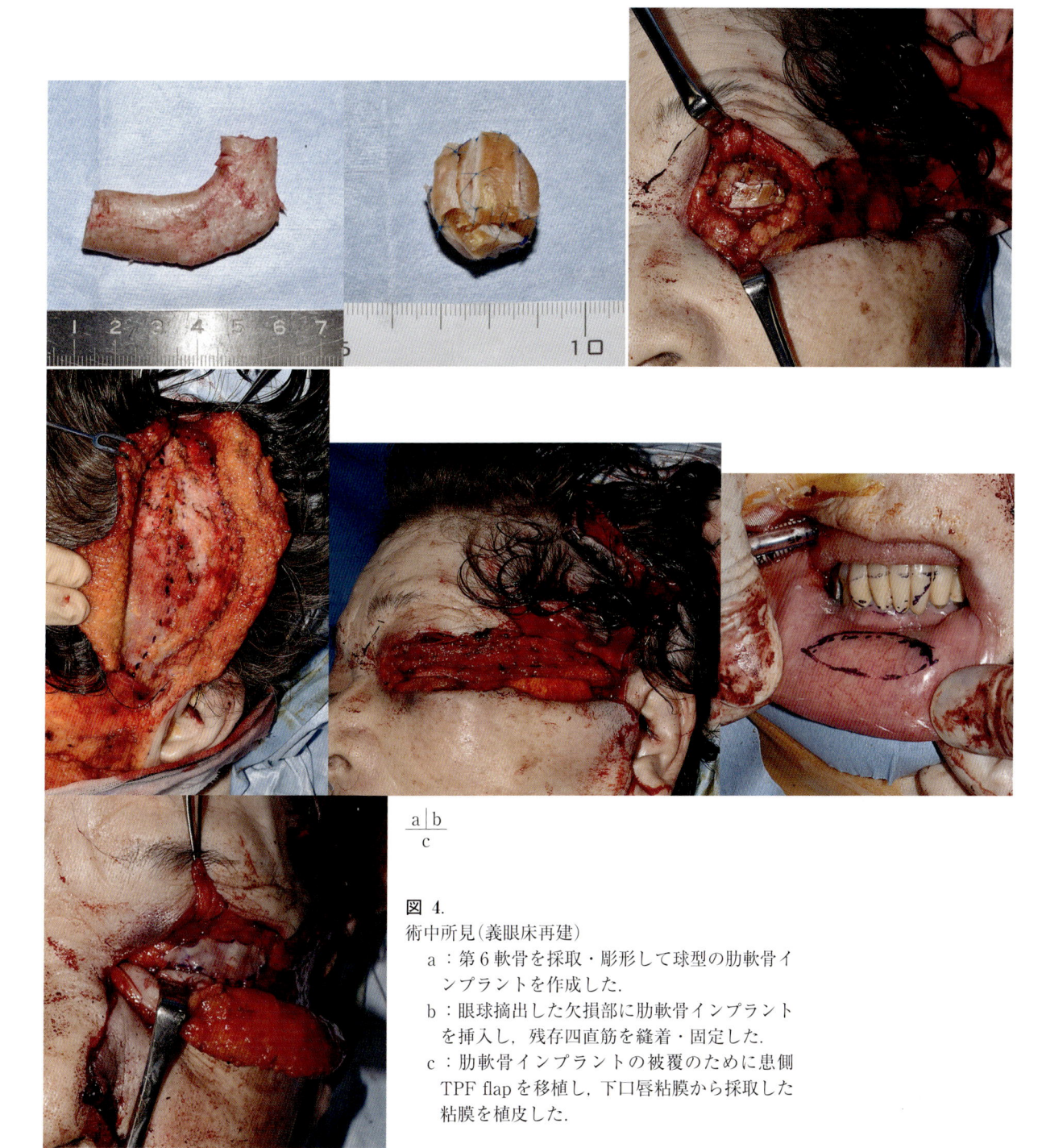

$$\frac{a \mid b}{c}$$

図 4.
術中所見(義眼床再建)
　a：第6軟骨を採取・彫形して球型の肋軟骨イ
　　　ンプラントを作成した.
　b：眼球摘出した欠損部に肋軟骨インプラント
　　　を挿入し, 残存四直筋を縫着・固定した.
　c：肋軟骨インプラントの被覆のために患側
　　　TPF flap を移植し, 下口唇粘膜から採取した
　　　粘膜を植皮した.

察, SLN を含むリンパ節関連の評価, 全身評価が
ほとんど終了し, 手術の準備を行った上で, 下眼
瞼部黒色斑の部分生検を施行した. 診断は悪性黒
色腫, 腫瘍厚 0.5 mm, clerk level Ⅱ と診断され
た. その結果を受けて, 眼球においても, 角膜,
結膜に存在するものの, 比較的その浸潤深度は浅
いと判断し, 球結膜, 角膜を含んだ眼球内容除去
術を行い, 外眼筋付着より後面組織は残す計画と
した. 生検から 2 週間後に全身麻酔下に眼科と共
同手術を行った. Malar flap incisional approach
を行う方針とした. 麻酔導入後 2.5%Patent blue
V および ICG を上下眼瞼腫瘍周囲に局注した. 腫

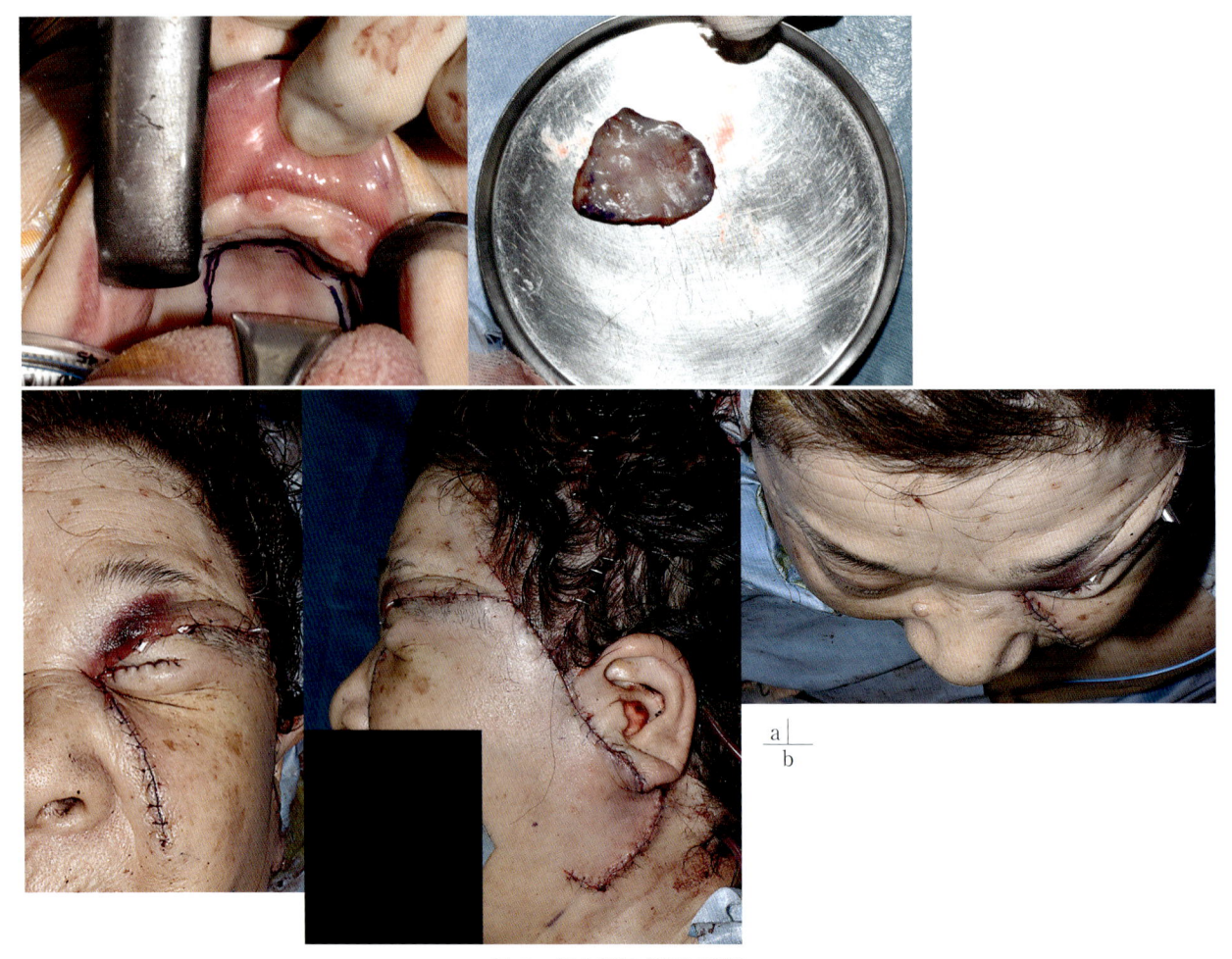

図 5. 術中所見（眼瞼再建）
a：硬口蓋粘骨膜弁を採取し，拡大 Malar flap の裏面に grafting して後葉再建とした．
b：生え際に三角弁を付加させた拡大 Malar flap で上下眼瞼前葉を再建した．

瘍から 1 cm 離して切除線を設定した．上下眼瞼全層，上下眼瞼円蓋，涙丘，内眼角靱帯，涙器，球結膜，角膜を含む眼球内容を一塊として摘出した．術中迅速で断端陰性と診断された．欠損部から外側へ上凸の Malar flap をデザインした．その際，生え際に三角弁を付加した拡大 Malar flap とした．この皮弁を頸部まで挙上していき，耳下腺被膜上に達した．PDE カメラを用いて蛍光発色した部位の耳下腺被膜を切開し，耳下腺浅葉内の SLN を同定，採取した．SLN の迅速病理診断は転移陰性であった（図3）．挙上した拡大 Malar flap を用いて眼瞼前葉の再建を行う予定とした．眼球内容摘出を行っているため，第6肋軟骨を採取し，これを 20 mm 大の球型として義眼台を作成した．

義眼台を残存外眼筋（四直筋）に縫着した．粘膜については同側の浅側頭筋膜弁（TPF flap）を採取し，有茎組織弁として義眼台の表面を被覆し，下口唇粘膜を TPF flap 上に移植した（図4）．眼瞼後葉については口蓋粘骨膜弁を採取し，移植して内眼角靱帯付着部に固定した（図5）．シリコン製の有窓コンフォーマを留置し，手術を終了した．現在術後1年であるが，再発，転移は認めていない．義眼台の動きは義眼床後壁を通じて確認できている．今後義眼床の修正術および拡大 Malar flap の脱毛術を予定している（図7）．

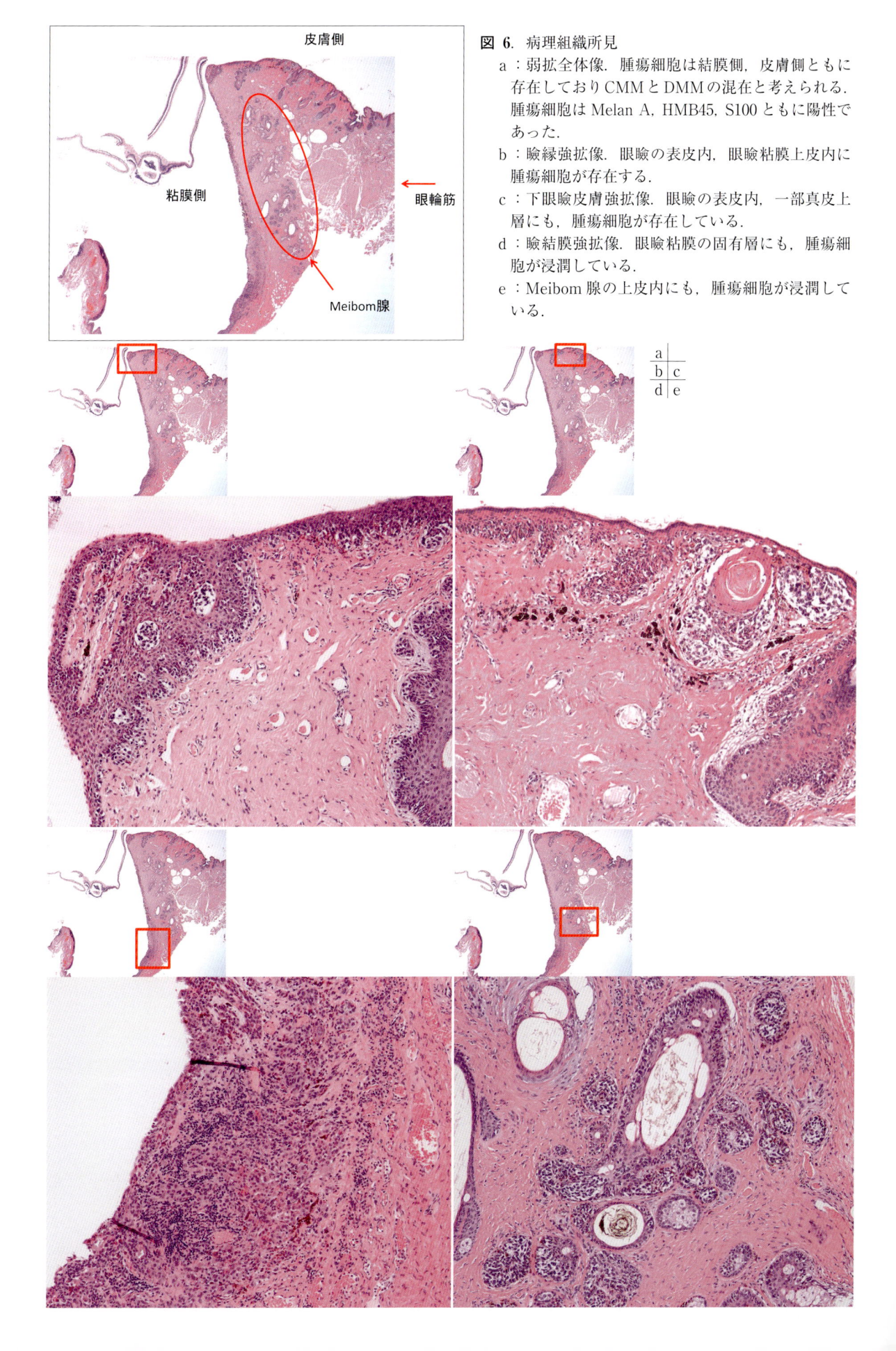

図 6. 病理組織所見

a：弱拡全体像．腫瘍細胞は結膜側，皮膚側ともに存在しておりCMM と DMM の混在と考えられる．腫瘍細胞は Melan A，HMB45，S100 ともに陽性であった．

b：瞼縁強拡像．眼瞼の表皮内，眼瞼粘膜上皮内に腫瘍細胞が存在する．

c：下眼瞼皮膚強拡像．眼瞼の表皮内，一部真皮上層にも，腫瘍細胞が存在している．

d：瞼結膜強拡像．眼瞼粘膜の固有層にも，腫瘍細胞が浸潤している．

e：Meibom 腺の上皮内にも，腫瘍細胞が浸潤している．

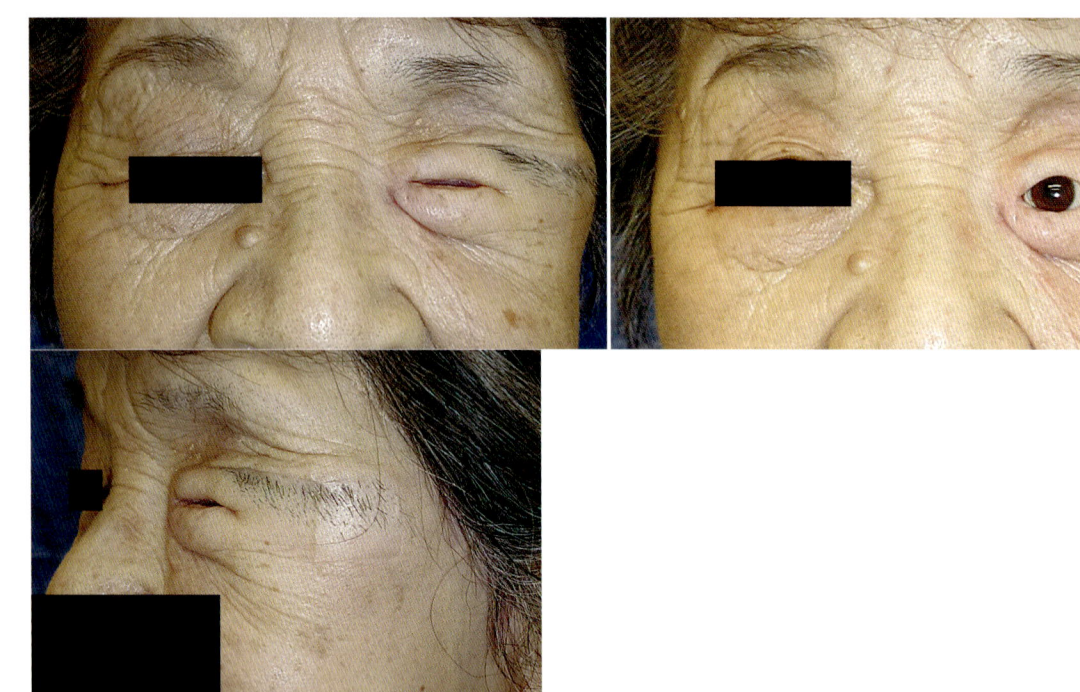

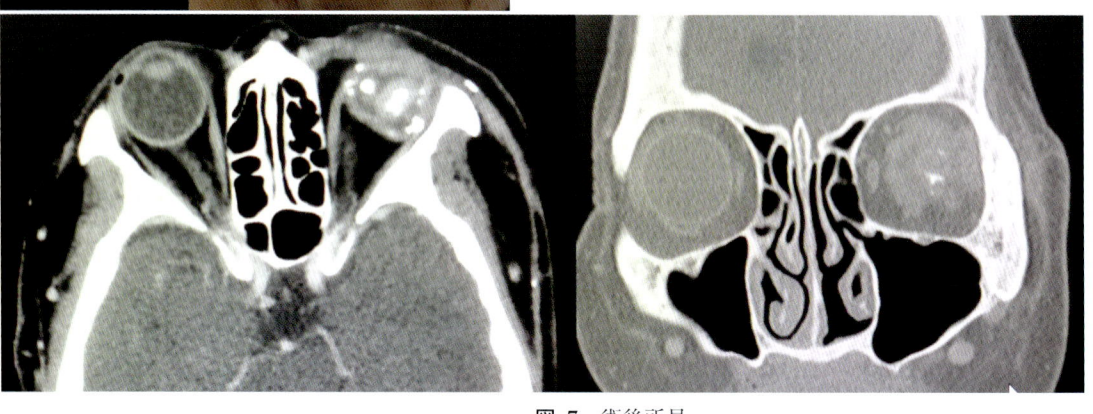

図 7. 術後所見

a：義眼を外した状態．今後，義眼床の修正および移動したもみ上げ毛髪部の切除
　を予定している．

b：義眼装着状態．円蓋が未だ不十分で義眼の装着状態はあまりよくない．

c：術後 CT 所見．肋軟骨インプラントによる義眼台が良好な位置で四直筋と縫合
　固定されていることが確認できる．

参考文献

1) 雨宮次夫：本邦における眼部悪性黒色腫の統計的考察. 眼科. **17**：215-221, 1975.

2) Coit, D. G., et al.：Cutaneous melanoma, Version 2. NCCN Clinical Practice Guidelines in Oncology. J Natl Compr Canc Netw. **17**(5)：479-505, 2019.

3) Gershenwald, J. E., et al.：Melanoma staging：Evidence-based changes in the American Joint Committee on Cancer eighth edition cancer staging manual. CA Cancer J Clin. **67**(6)：472-492, 2017.

4) Brownstein, S.：Malignant melanoma of the conjunctiva. Ophthalmology. **11**(5)：310-316, 2004.

5) Guy, S., et al.：Conjunctival melanoma in the Netherlands. Invest Ophthalmol Vis Sci. **46**(1)：75-82, 2005.

6) Demirci, H., et al.：Topical mitomycin chemotherapy for conjunctival malignant melanoma and primary acquired melanosis with atypia：clinical experience with histopathologyic observantions. Arch Ophthalmol. **118**(7)：885-891, 2000.

7) 松本章代ほか：眼球結膜に発生した悪性黒色腫の1例. 眼紀. **49**(1)：39-42, 1998.

8) Paridaens, A. D., et al.：Orbital exenterateion in 95 cases of primary conjunctival malignant melanoma. Br J Ophthalmol. **78**(7)：520-528, 1994.

9) 堤田　新ほか：結膜悪性黒色腫の治療経験. 日形会誌. **23**(2)：100-106, 2003.

10) Amato, M., et al.：Feasibility of preoperative lymphoscintigraphy for identification of sentinel lymph nodes in patients with conjunctival and periocular skin malignancies. Ophthal Plast Reconstr Surg. **19**(2)：102-106, 2003.

11) 元村尚嗣：Mustarde の交叉皮弁. 各種局所皮弁による顔面の再建. 最近の進歩, 形成外科 ADVANCE シリーズⅡ-6. 田原真也編, 波利井清紀監修. pp135-147, 克誠堂出版, 2009.

12) Motomura, H., et al.：A malar flap incisional approach for sentinel lymph-node biopsy in patients with periocular skin malignancies. J Plast Reconstr Aesthet Surg. **62**(6)：e184-e186, 2009.

13) Maeda, S., et al.：Reconstruction of the lacrimal excretory system in the medial canthal region. Plast Reconstr Surg Glob Open. **19**(6)：e1795, 2018.

PEPARS No.152：18-26, 2019

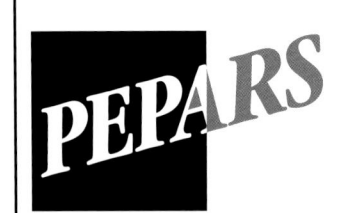

◆特集／皮膚悪性腫瘍はこう手術する─Oncoplastic Surgery の実際─

眼瞼の扁平上皮癌

吉龍　澄子*

Key Words：眼瞼(eyelid)，眼瞼悪性腫瘍(malignant tumor of the eyelid)，扁平上皮癌(squamous cell carcinoma；SCC)，眼瞼再建(eyelid reconstruction)，眼球温存(preservation of the eye)

Abstract　　眼瞼の癌の手術では，腫瘍の完全切除だけでなく，機能的かつ整容的な再建が要求される．眼瞼の SCC の推奨切除マージンは，眼瞼はハイリスク部位になるため，6〜10 mm とする報告があるが，NCCN では明記せずに Mohs 手術などが推奨されている．眼球温存の可否については，SCC が眼球結膜に浸潤した場合でも，眼球結膜の切除を行うことで，腫瘍の完全切除を行うことが可能な場合があり，推奨切除範囲にかかるからと一律に摘出するのでなく，眼球温存をすべく最大限の努力を行うべきであると考える．

　　眼瞼の再建では眼輪筋を温存する術式を選択・工夫することで，眼瞼の機能の温存と長期的な下眼瞼の下垂変形の予防になると考えている．上眼瞼再建では眼輪筋双茎皮弁，下眼瞼再建では minimal cheek flap(仮称)を中心に，上眼瞼，下眼瞼の再建での再建法の選択と筆者の工夫している方法を報告する．

はじめに

　眼瞼の癌は切除範囲の決定や，機能的かつ整容的な再建が重要である．切除範囲，再建法で留意している点を中心に述べる．

　UICC 第 8 版の TNM 分類では，眼瞼腫瘍は皮膚腫瘍に分類される．AJCC 第 8 版の TNM 分類では，眼瞼悪性腫瘍は皮膚悪性腫瘍とは別の分類になっており，AJCC 第 7 版に比べて T 分類での腫瘍径の基準などが変更になったので，注意を要する[1]．

術前診察

　扁平上皮癌(squamous cell carcinoma；SCC)は，その臨床像より診断は比較的容易であるが，必ず生検を行い，永久標本で確定診断を得てから拡大切除術を行う．造影CT およびエコーで所属リンパ節の検査も行う．

術前の眼科診察

　眼瞼の悪性腫瘍では，以下の理由で術前から眼科診察を行うのが望ましい．

　第一に，眼瞼の手術によって，角膜の形状や，乾燥などの眼球表面の変化が起こることがあり，術前後に眼科で診察および適切な治療を行うことが重要である．

　第二に，結膜円蓋部を越えて眼球結膜へSCCが浸潤することがあり，浸潤の有無を術前に診察しておくことが望ましい．デジタル 1 眼レフカメラで前眼部を撮影しても観察できるが，眼科の細隙灯顕微鏡で精査する方が観察しやすい．眼球結膜の毛細血管の拡張，蛇行や，特徴的な打ち上げ花火様の毛細血管の増生がある場合，SCC の浸潤を疑う(図 1-a)．その際，眼球結膜と下床との癒着がないかも綿棒などで触診する．ただし眼球結膜への生検は腫瘍を播種する危険があるので，避けるべきであるとされている[2]．

*　Sumiko YOSHITATSU, 〒540-0006　大阪市中央区法円坂 2-1-14　独立行政法人国立病院機構大阪医療センター形成外科，科長

表 1. NCCN ガイドラインによる頭頸部領域の皮膚 SCC の高リスク要因

病歴と臨床所見
<ul><li>部位/大きさ 　　高リスク領域(H 領域)で大きさは不問 　　中等度リスク領域(M 領域)で腫瘍径≧10 mm</li><li>境界不明瞭</li><li>照射歴や慢性炎症</li><li>免疫抑制</li><li>再発例</li><li>急激な増大</li><li>神経症状</li></ul>
病理所見
<ul><li>低分化</li><li>SCC の subtype：adenoid(棘融解型)，adenosquamous(ムチン産生性)，desmoplastic, metaplastic (cacrinosarcomatous)</li><li>深達度≧2 mm　あるいは clark level Ⅳ or Ⅴ</li><li>神経周囲浸潤　あるいは　リンパ管，血管浸潤</li></ul>

高リスク領域(H 領域)：顔面のマスク領域(顔面中心部，頤，耳，眉毛部，眼瞼，口唇，下顎部，鼻，眼瞼周囲，耳前部，耳後部，側頭部)

中等度リスク領域(M 領域)：頬部，前額部，頭皮

(NCCN Clinical Practice guideline in Oncology(NCCN guideline®). Squamous Cell Skin Cancer. Version 1. 2017. より引用. 日本語訳　一部加筆)

切除範囲

米国の National Comprehensive Cancer Network(NCCN)では SCC の高リスク要因を提唱し，切除範囲は高リスクでないものは 4〜6 mm, 高リスク要因のあるものは体幹，四肢では 10 mm, それ以外の部位では Mohs 手術などを推奨している[3].

皮膚悪性腫瘍診療ガイドライン(第2版)では，米国 NCCN のガイドラインを参照にして高リスクの要因のあるものには 6 mm 以上，それ以外で低リスクであることが確実なものには 4 mm 離して切除することが推奨されている[4]. 表 1 に NCCN ガイドラインの高リスク要因を示す.

眼瞼は高リスク部位とされているため，皮膚悪性腫瘍診療ガイドラインに従うと，6 mm 以上の切除マージンが推奨される. あるいは可能な施設であれば Mohs 手術などが推奨されるが，本邦では行いにくい. 確実に切除するためには，術中迅速病理で断端陰性を確認する. ただしケラトアカントーマ型の SCC は水平方向の境界が病理所見からも明瞭なため，水平方向の切除マージンは少なくてよいと考えられる.

リンパ節生検・郭清

眼瞼悪性腫瘍の所属リンパ節は最新の AJCC 第8 版では耳前，耳下腺内，顎下，頸部のリンパ節とされる[1].

皮膚悪性腫瘍診療ガイドライン第2版では，SCC では予防的郭清は必要ないとされている. センチネルリンパ節生検は推奨度C1とされており，リンパ節腫脹はないが，転移の可能性が高いと考えられる症例には，センチネルリンパ節生検を考慮してもよいとされている[4]. 特に腫瘍径が 10 mm を超えるものは，リンパ節転移の可能性が高いので，センチネルリンパ節生検を行うのが望ましいという報告がある[5].

神経周囲浸潤

再発や予後不良になる要因として腫瘍の神経周囲浸潤があるので，眼窩下神経周囲などに腫瘍が及んだ場合は注意を要する. 特に腫瘍径が大きいもの，再発例では神経周囲浸潤が多くなる[6]. 神経周囲への浸潤が疑われる場合，推奨切除範囲よりも神経周囲を大きく切除するか，術後に神経の走行に沿って照射を行うのが望ましい. 大部分の

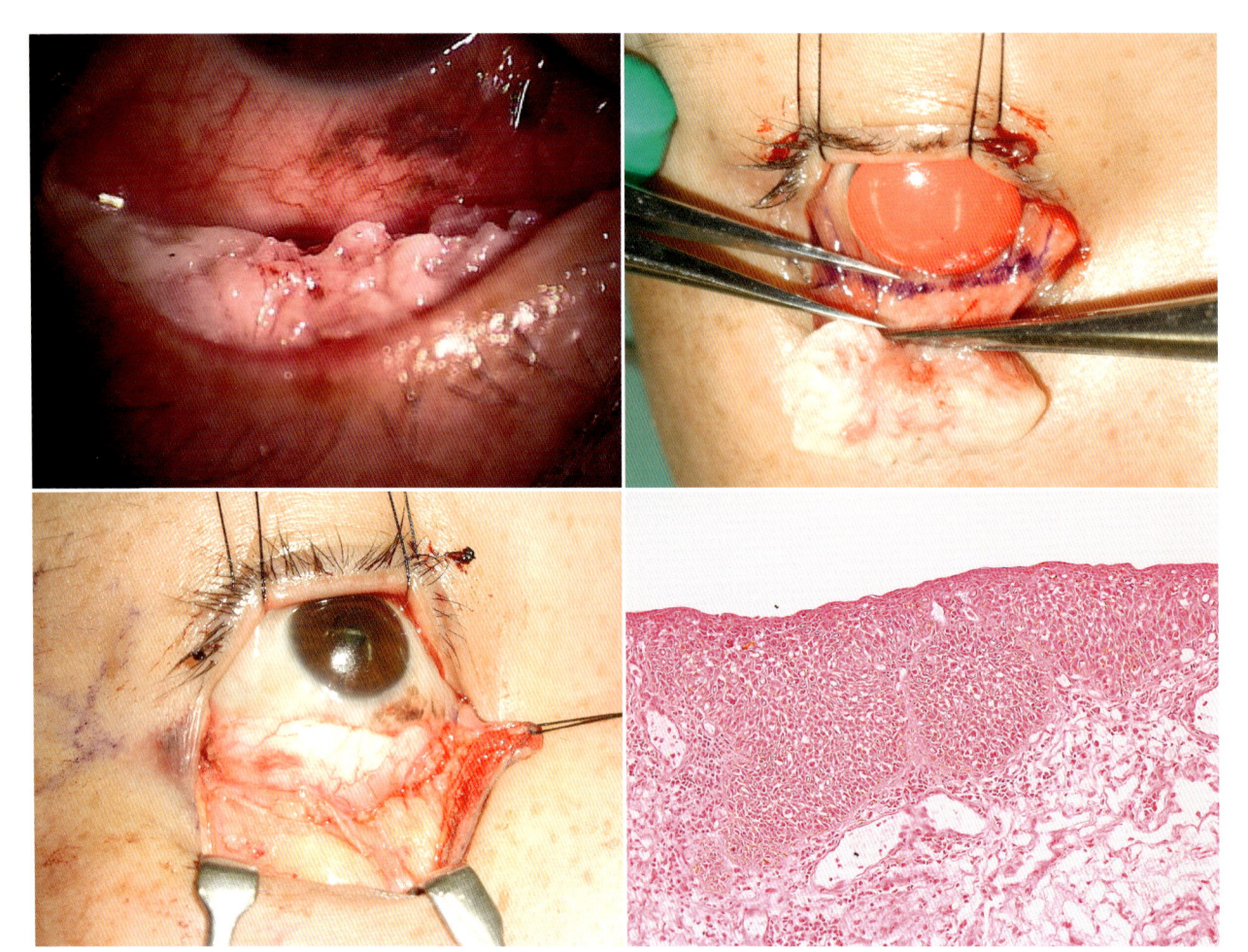

図 1. 45 歳, 女性. 右下眼瞼の眼瞼結膜原発の SCC

a | b
c | d

a：前眼部写真. 眼球結膜の毛細血管の拡張, 蛇行, 増生が見られ, 鼻側に色素沈着が見られる. 眼球結膜への腫瘍の浸潤を強く疑われた.

b：下眼瞼の組織と眼球結膜とテノン囊の一部を含めて, SCC を拡大切除する.

c：SCC の拡大切除後の状態. この時点で眼球結膜の断端に腫瘍細胞が残存していた. この後, 断端陰性になるまで, 眼球結膜の切除を繰り返した.

d：眼球結膜中央下端の術中迅速検査の病理組織. 上皮の異形成および上皮内癌（CIS）の像が見られる.

SCC は神経周囲浸潤の距離は 1 cm 以内で, これが 2 cm を超えることは稀とされるが, 14 cm も神経に沿って浸潤した例も報告されている.

眼球温存

　眼瞼の SCC では前述のように眼球結膜円蓋を越えて眼球結膜内にまで腫瘍が進展することがあり, 推奨される切除範囲を考えると, 眼球摘出すべきかどうかの決定に苦慮することがある. 眼球結膜の下にはテノン囊がありその下は硬い強膜になっている. 腫瘍はテノン囊に沿って進展する

が, 下床へは貫通しにくいとされている[7]. また結膜の上皮内腫瘍は稀にしか深部へ浸潤しないという報告がある[2)8)].

　筆者の経験であるが, 下眼瞼結膜原発の SCC が円蓋部を越えて眼球結膜に浸潤していた症例があった（図 1-a）. 術前の眼科の診察で眼球結膜への浸潤が疑われたが, 触診では球結膜と下の強膜との間に癒着はなく, 強膜へは浸潤していないものと推察された. 眼球摘出の適応とする考えもあるが, この症例では腫瘍切除時の術中迅速病理で腫瘍は眼球部では上皮内にとどまっており, 上皮

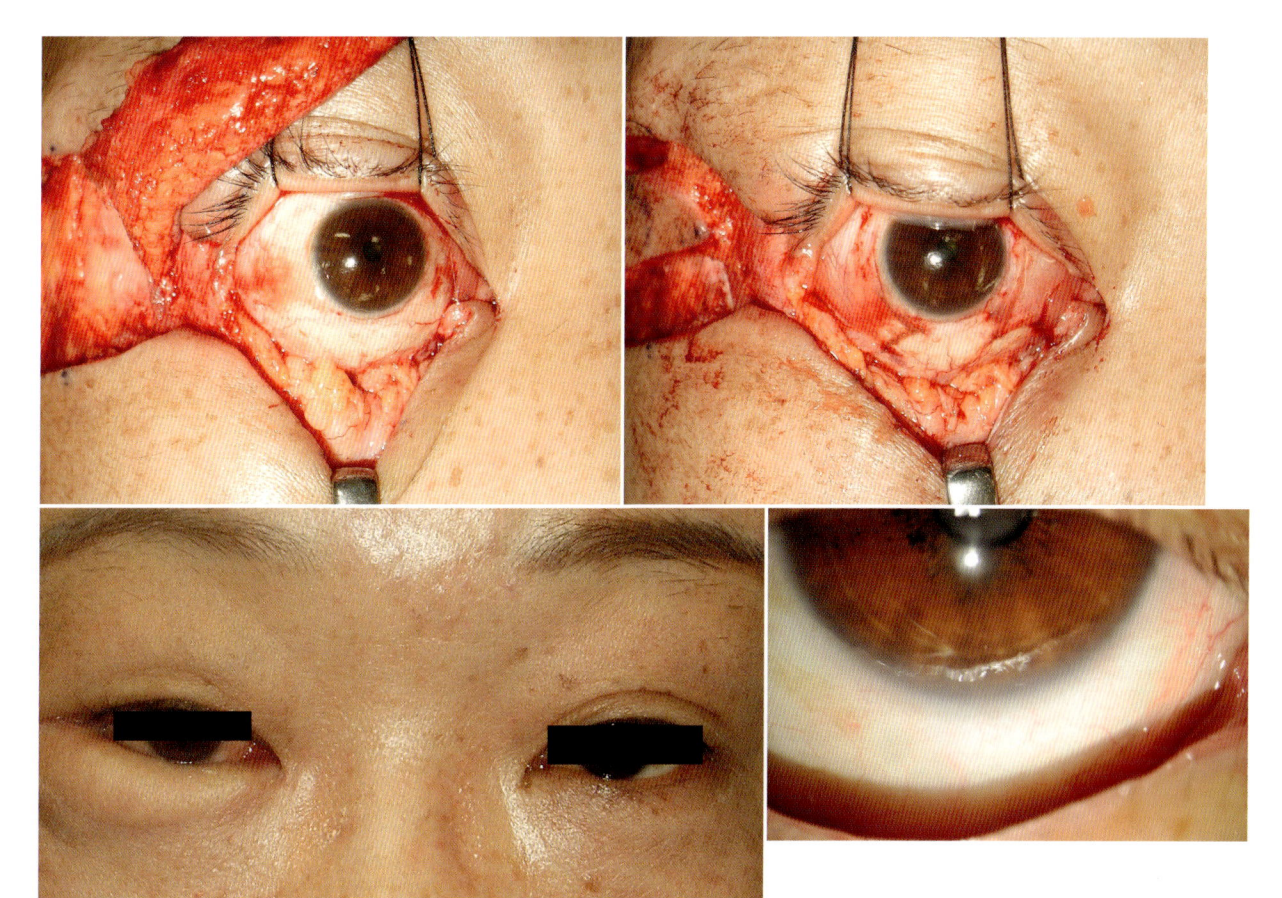

図 2.

a：断端が腫瘍陰性になるまで眼球結膜を切除した状態

b：眼球結膜の腫瘍を断端陰性になるまで切除後，角膜の外縁の左右から結膜弁を前進
させて，眼球結膜の欠損部を縮小した．下眼瞼縁の全幅にわたる欠損に対して外側眼
窩皮弁および鼻中隔軟骨粘膜で再建した．

c，d：術後 7 か月の状態．眼球結膜欠損部は上皮化し，腫瘍の再発はない．眼球の運
動障害や眼球結膜の癒着，瘢痕もない．

内癌（Carcinoma *in situ*；CIS）の状態であった（図
1-d）．よって，術中迅速病理で断端の腫瘍細胞が
なくなるまで眼球結膜の切除を繰り返し，眼球を
温存し得た．残った眼球結膜から左右の 2 つの有
茎の結膜弁を前進させて眼球結膜欠損部を縮小し
たが，数週間で上皮化し，円蓋部の浅化や癒着な
どなく，眼球運動障害などの症状も起こらなかっ
た（図 2）．一般に眼球結膜の 1/3 までの欠損であ
れば，有茎結膜弁などで欠損部を縮小すること
で，結膜や羊膜の移植などは不要である[2]．これ
以上の欠損では結膜や羊膜などを移植する必要が

ある．

SCC が眼球結膜の上皮内に浸潤した場合，眼球
結膜の切除を行うことで，このケースのように腫
瘍の完全切除を行うことが可能な場合はしばしば
あると思われる．悪性腫瘍がテノン囊に浸潤して
いない場合は，眼球を温存できる可能性があると
いう意見もある[7]．眼球を温存するか否かで QOL
は大きく変わるために，推奨切除範囲にかかるか
らと一律に摘出するのでなく，眼球温存をすべく
最大限の努力を行うべきであると考える．

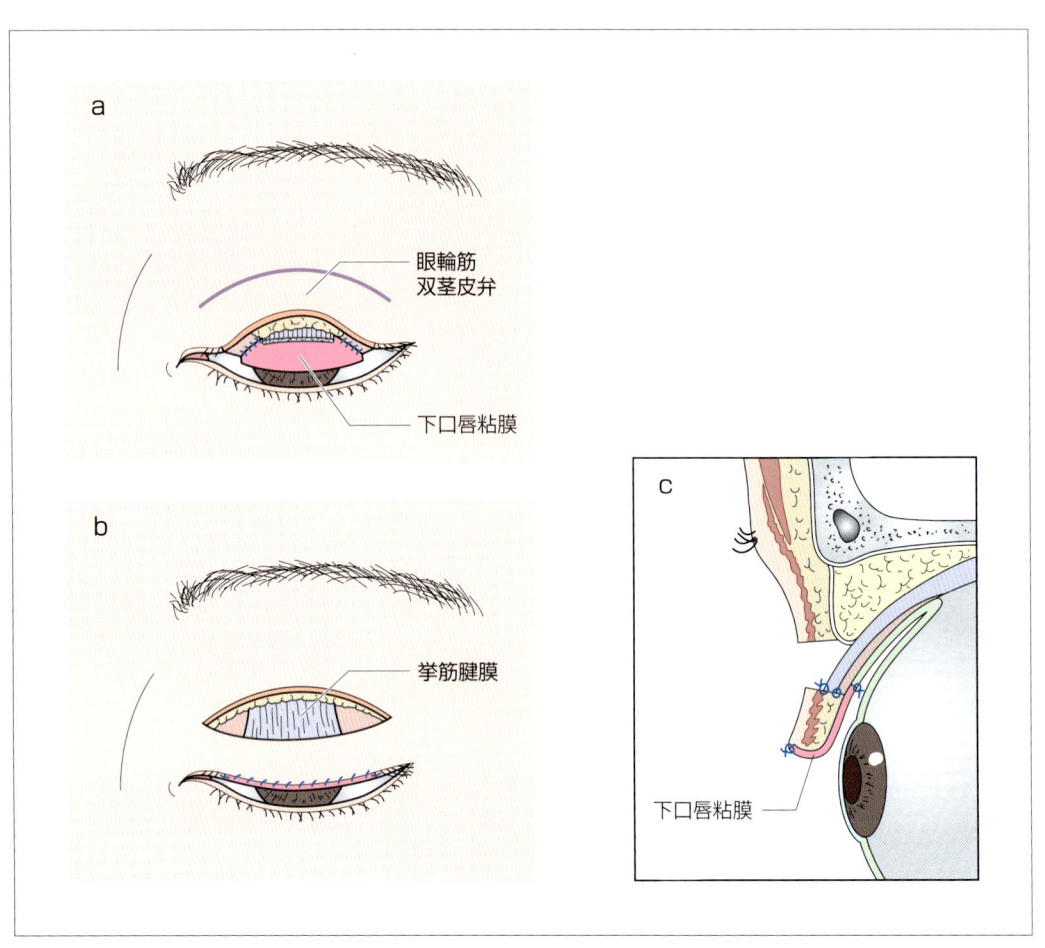

図 3. 眼輪筋双茎皮弁

(図中ラベル) 眼輪筋双茎皮弁／下口唇粘膜／挙筋腱膜／下口唇粘膜

再建方法

　眼瞼の再建方法について，部位，欠損範囲に応じて再建方法を推奨する様々な論文が報告されてきた[9)10)]．これらを参考にし，さらに腫瘍の性質，眼瞼の機能なども総合的に考えて再建方法を選択することが重要であると考える．本邦からも様々な優れた眼瞼再建術が報告されている[11)～13)]．筆者の考えではあるが，長期的な結果を考えてできるだけ眼輪筋の機能を温存する術式を選択するのが望ましいと考える．また正常な眼瞼をできるだけ犠牲にしない術式を選択している．上眼瞼，下眼瞼について筆者の工夫している方法について以下に述べる．

　上眼瞼に求められる機能はスムースな開閉瞼，平滑な後葉を眼球に密着させ，眼球表面を保護することである．そして上眼瞼の瞼縁の長さは，最大開瞼時で閉瞼時のそれの約 1.3 倍にもなる．これは横から見た時の上眼瞼の回転中心軸が横から見た場合の眼球中央よりも前方下方にあるためで，"off-centre visor" effect と呼ばれる[9)]．そのため上眼瞼には水平方向にも伸縮性があり眼球に密着できる組織が適している．よって機能を保った眼輪筋を瞼縁に移行して瞼縁の伸縮性を保つことはスムースな開閉瞼機能と眼球への上眼瞼の密着性を保つために理にかなっていると考える．

　Moschella らは，上眼瞼の再建に，隣接する上眼瞼からの眼輪筋双茎皮弁を使用し，この皮弁のドナーに前額からの Fricke flap を用い，後葉は下口唇粘膜で再建している[14)]．同様に筆者らは，上眼瞼縁の横長の全層欠損に対して眼輪筋双茎皮弁で再建し[15)]，この皮弁のドナーを外側眼窩皮弁や

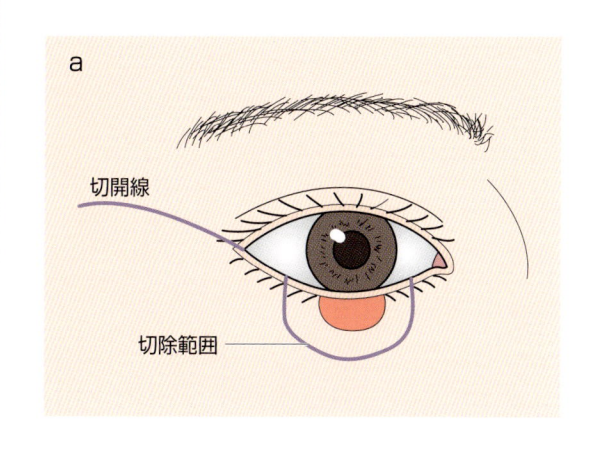
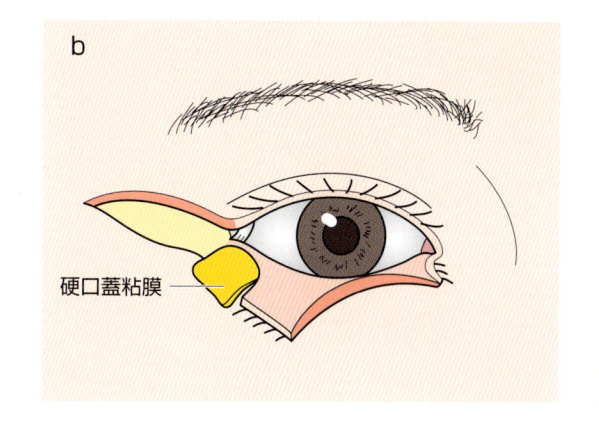
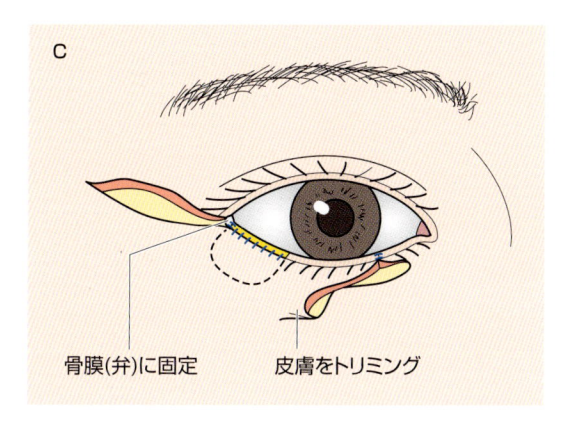
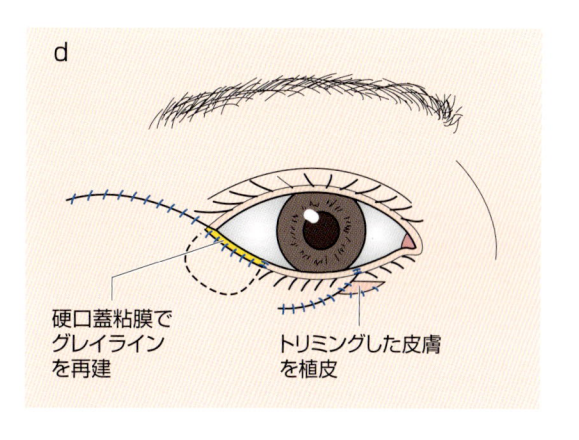

図 4. Minimal cheek flap

前額皮弁や二期的植皮などで再建している．後葉再建には瞼板結膜を移植する方法も推奨されているが，正常眼瞼を犠牲にしないために下口唇粘膜などを使用している．図3にシェーマを示す．

　下眼瞼全層欠損の再建では支持性が求められる．しかし，軟骨などで後葉を再建しても，下眼瞼への剥離や侵襲が大きいと，術後1〜2年くらいは良好な結果でも，その後下眼瞼は軽度下垂変形してくることが多い．筆者は現在は，通常の頬部前進回転皮弁は剥離範囲が大きいため第一選択とせず，できるだけ下眼瞼への侵襲の少ない術式を第一選択としている．

　欠損が瞼裂幅の50％以下であれば，外眼角靱帯を切離して縫縮するが，50％以上70％くらいまでなら，最近は minimal cheek flap（仮称）を工夫している．Semicircular flap の応用であるが[16]，外

眼角靱帯を切離後，下眼瞼の剥離を最小限に行って頬部皮弁を鼻側に移動し，下眼瞼外側の後葉欠損部に硬口蓋粘膜を移植し，この硬口蓋粘膜でグレイラインを再建する．外眼角部の皮弁裏面および再建した外眼角を眼窩外側の骨膜（弁）に吊り上げ固定して下垂を予防する．皮膚の縫合線も図4のように工夫している（図4）．

　欠損がこれ以上大きいが局所皮弁で再建できる場合，欠損部が鼻側よりなら後述する症例のように前額皮弁や angular flap を，欠損が耳側よりのケースや下眼瞼全幅の欠損なら，外側眼窩皮弁を第一選択としている．こうすることで残存する下眼瞼の機能を温存でき，長期的に下眼瞼の下垂を予防できると考えている．

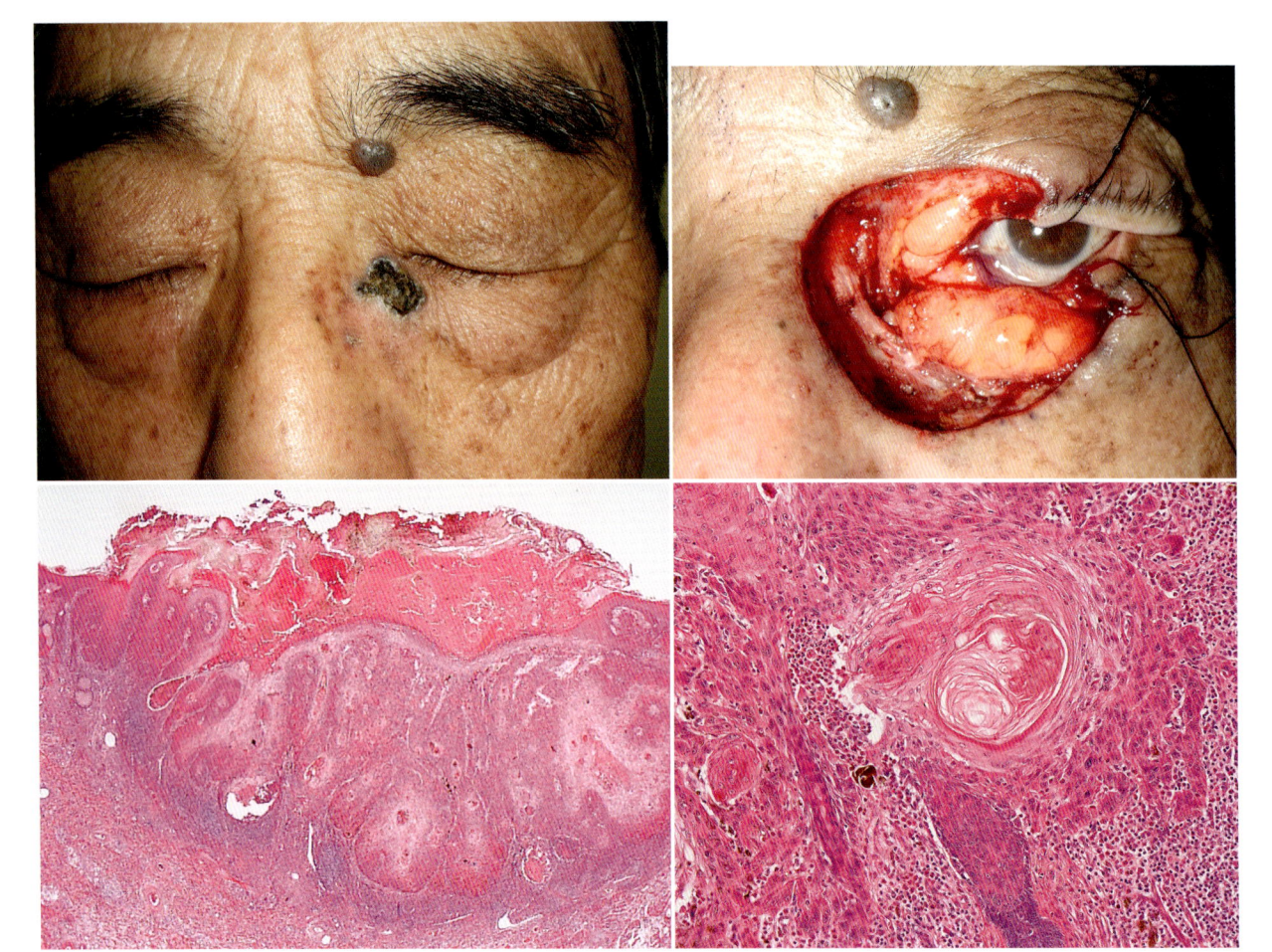

図 5.

a b
c d

a：左下眼瞼から内眼角部にかけて，表面顆粒状の黒色腫瘍がある．切除生検の結果
　SCC と診断された．
b：下床の骨膜を含めて拡大切除した．
c：HE 染色，弱拡大像．表皮と連続し小胞巣状に下方へ進展する腫瘍が見られる．過
　角化，角化巣や個別角化が見られる．
d：HE 染色，強拡大像．中央部に角化巣を形成している．

症　例

症例：71 歳，男性．左下眼瞼の扁平上皮癌

左下眼瞼から内眼角部にかけて黒色腫瘍を認め
た．切除生検による病理診断は SCC であった(図
5-a)．切除生検後，当時の切除推奨範囲を考慮し，
8 mm の切除縁で拡大切除した．下床の骨までの
距離が 8 mm 以下のため骨膜を含めて切除し，涙
小管，涙嚢も切除範囲に含まれたので一塊にして
切除した(図 5-b)．術中迅速病理診断で断端陰性
を確認後，正中前額皮弁および硬口蓋粘膜骨膜で
欠損部を再建した(図 6-a，b)．

術前の切除生検の病理診断でリンパ管内への腫
瘍の浸潤がなく，CT，エコーで所属リンパ節への
転移所見がなかったので，特にセンチネルリンパ
節生検やリンパ節郭清は行っていない．腫瘍の拡
大切除および一期的再建後は，特に修正術は行っ
ていないが，良好な眼瞼形態を維持し，残存下眼
瞼への手術侵襲がないため下垂変形は長期間起
こっていない(図 6-c，d)．現在，術後 13 年にな
るが，腫瘍の再発なく健存である．

まとめ

眼瞼の SCC について，切除範囲および再建にあ

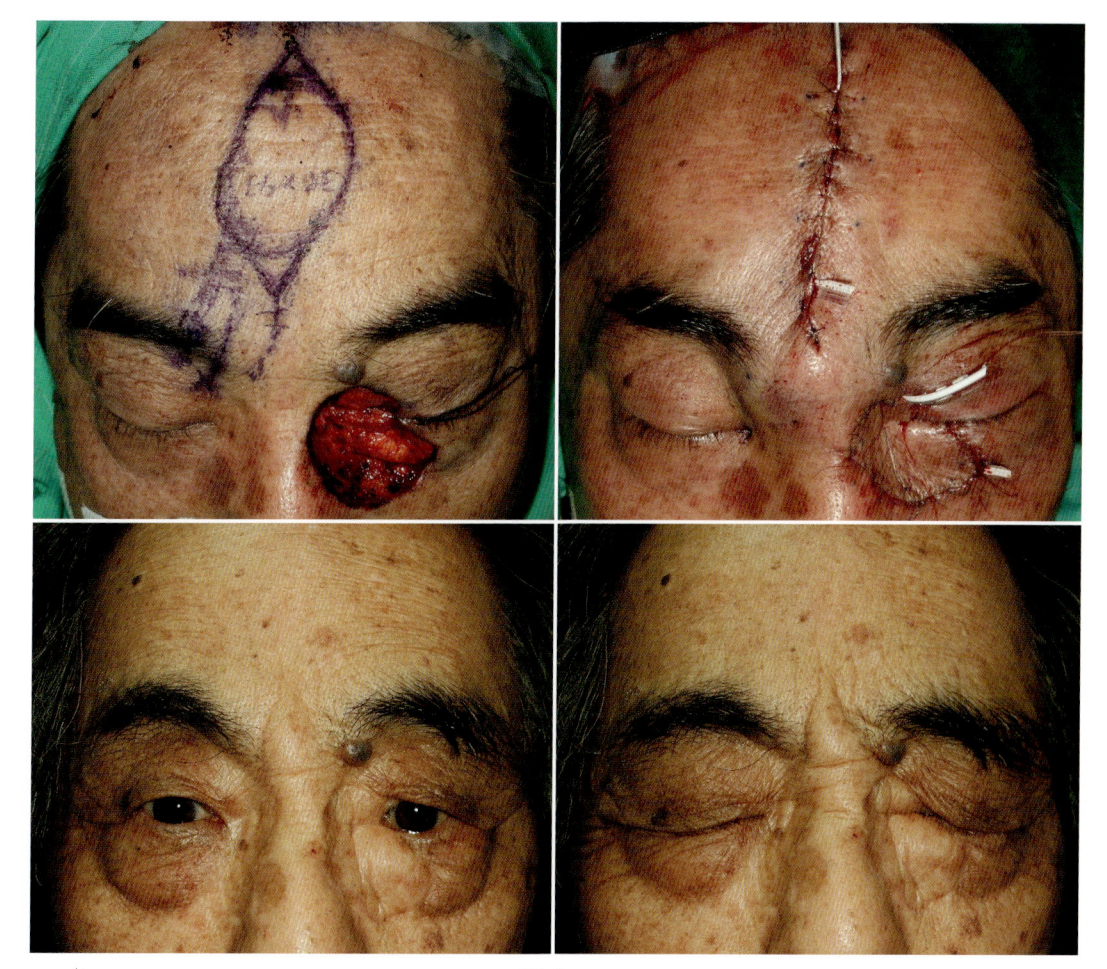

$$\begin{array}{c|c} a & b \\ \hline c & d \end{array}$$

図 6.

a：硬口蓋粘膜骨膜で後葉を再建した.

b：前額皮弁で前葉を再建し, 前額は縫縮した.

c, d：術後 7 年. 腫瘍切除後は修正術は行っていないが, 下眼瞼の下垂変形は
　　　なく, 残存する下眼瞼眼輪筋の機能は十分に保たれている.

たって留意している点を中心に述べた. 切除範囲においては腫瘍の完全切除に留意しながら, 眼球を温存すべく努力することが重要である. 再建においては眼輪筋を温存する術式を選択・工夫することが, 十分な閉瞼機能の保持と, 長期的な下眼瞼の下垂変形予防になると考えている. また眼瞼の悪性腫瘍では術前後の眼科診察も必要であると考える.

参考文献

1) Carcinoma of the eyelid. In：AJCC Cancer Staging Manual. 8th ed. Amin, M. B., et al., eds. 779-785, Springer, New York, 2016.

2) 鹿嶋友敬：【眼瞼結膜の腫脹・腫瘍性病変の診断と治療】眼表面扁平上皮新生物. 眼科. **55**：563-567, 2013.
Summary　眼瞼結膜病変の診察.

3) NCCN Clinical practice guideline in oncology. Squamous cell skin cancers. V. 1 2017. National Comprehensive Cancer Network, Inc.；2016. Available at NCCN org. Accessed June 1, 2016.
Summary　NCCN によるガイドラインで SCC の高リスク要因が記載.

4) 土田哲也ほか：皮膚悪性腫瘍診療ガイドライン第2版. 日皮会誌. **125**(1)：5-75, 2015.
Summary　切除縁やセンチネルリンパ節生検に

ついての方針を記載.

5) Nasser, Q. J., et al. : Impact of AJCC 'T' designation on risk of regional lymph node metastasis in patients with squamous carcinoma of the eyelid. Br J Ophthalmol. **98** : 498-501, 2014.

6) Sun, M. T., et al. : Periocular squamous cell carcinoma : TNM staging and recurrence. Ophthalmology. **122** : 1512-1516, 2015.

7) Quatela, V. C., et al. : Eye banking techniques for eye preservation in selected neoplasms encroaching on the globe. Otolaryngol Head Neck Surg. **108** : 662-670, 1993.

8) Spencer, W. H., Zimmerman, L. E. : Conjunctiva. Opthalmic Pathology an atlas and textbook 3rd ed. Vol 1. Spencer, W. H., ed. 185-186, WB Saunders, Philadelphia, 1985.

9) Mustarde, J. C. : Repair and reconstruction in the orbital region. 125-296, Churchill Livingstone, New York, 1991.
Summary 眼瞼の手術の古典的教科書.

10) Spinelli, H. M., Jelks, G. W. : Periocular reconstruction : a systematic approach. Plast Reconstr Surg. **91** : 1017-1023, 1993.
Summary 眼瞼周囲を4つの領域に分け,各領域の再建方法を提唱.

11) 小川 豊:Lateral orbital flap による義眼床再建. 形成外科. **41** : 125-129, 1998.
Summary Lateral orbital flap の論文.

12) 中西秀樹ほか:【眼瞼形成手技—私の常用する手技のコツ—】悪性腫瘍切除後の眼瞼再建. PEPARS. **43** : 49-56, 2010.

13) 林 礼人,水野博司:【Oncoplastic Skin Surgery—私ならこう治す!】内眼角の皮膚腫瘍. PEPARS. **76** : 18-27, 2013.
Summary 内眼角再建についての論文.

14) Moschella, F., Cordova, A. : Upper eyelid reconstruction with mucosa-lined bipedicled myocutaneous flaps. Br J Plast Surg. **48** : 294-299, 1995.

15) 吉龍澄子,高木 正:眼瞼周囲の悪性腫瘍の皮弁術～私の使いわけ～. Skin Cancer. **24** : 409-415, 2009.

16) Tenzel, R. R., Stewart, W. B. : Eyelid reconstruction by the semicircle flap technique. Ophthalmology. **85** : 1164-1169, 1978.

PEPARS　No.152：27-34，2019

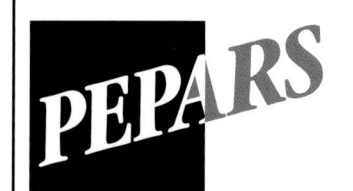

◆特集／皮膚悪性腫瘍はこう手術する―Oncoplastic Surgery の実際―

外鼻の有棘細胞癌

野村　正[*1]　寺師浩人[*2]

Key Words：外鼻(nose)，有棘細胞癌(squamous cell carcinoma)，手術療法(surgery)，再建(reconstruction)

Abstract　　外鼻有棘細胞癌の手術療法に際し，腫瘍切除では，
① 画像診断水平方向ならびに深部方向での完全切除
② 病理組織学的検討
再建手術では，
① Cover，support ならびに lining の再建
② Nasal valve への配慮
が重要である．
　Oncoplastic surgery の概念とは，腫瘍切除に関して縮小手術を推奨するものではなく，腫瘍の解剖学的局在や進展の方向性を考慮して必要な組織を確実に切除することである．また生じた組織欠損に応じて再建を行うことでシームレスな治療が可能となる．

はじめに

　外鼻の有棘細胞癌(SCC)は基底細胞癌に続いてNon-Melanoma Skin Cancer の中で頻度の高い疾患である．一方，外鼻は軟骨などの支持組織を背景に，複雑な三次元形態を呈する．再発なくかつ必要最小限に摘出する surgical oncology と，良好な形態の再建を目的としたplastic surgery の概念を両立させる oncoplastic surgery について，本稿では，筆者が経験した外鼻SCC の 1 症例を通じて，治療の考え方やその実際について述べたい．

外鼻の解剖学的特徴

　外鼻は尾側の可動性外鼻と，頭側の非可動性外鼻に分けられる．前者の皮膚は脂腺毛包系が発達

していて厚い．後者は薄くて可動性がよい．皮膚の直下にはSMAS が筋層を被い，鼻柱にまで広がる[1]．可動性外鼻では，SMAS 下に鼻筋が存在し，鼻孔を開大させる鼻翼部と，鼻孔を狭める横部が存在する．軟骨は鼻翼軟骨，外側鼻軟骨，鼻中隔軟骨などから構成される．外鼻特有の三次元的な形態はこれら複数の組織によって特徴づけられる．一方，機能面では外鼻は鼻呼吸に重要な役割を果たしている．特に nasal valve(鼻弁)のうち，internal nasal valve は外側鼻軟骨の尾側，鼻中隔軟骨ならびに鼻腔底で形作られる三角形部分が入口とされ[2]，再建においても配慮する．

術前診断

　局所では視診や触診で腫瘍の広がりを確認する．鼻前庭病変では鼻腔側へ腫瘍が進展するため，鼻鏡を用いて粘膜の状態も確認する．触診では腫瘍と周囲組織との可動性を確認するのに有効である．強い疼痛を伴う場合は，神経浸潤の可能

[*1] Tadashi NOMURA，〒650-0017　神戸市中央区楠町 7-5-2　神戸大学大学院医学研究科形成外科学，特命講師
[*2] Hiroto TERASHI，同，教授

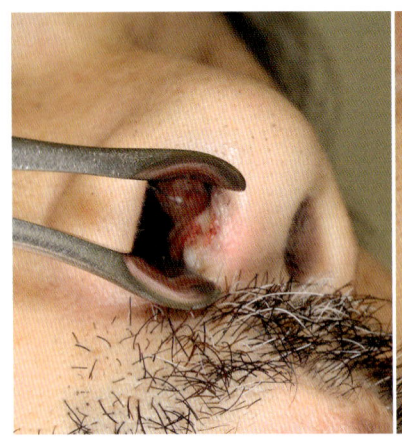
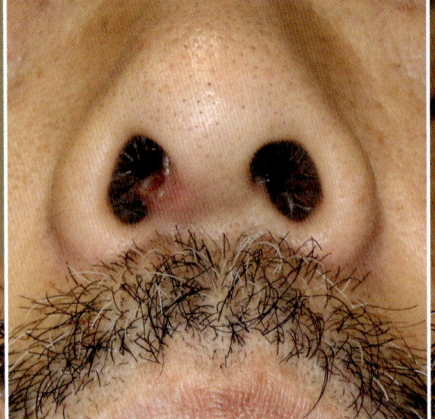
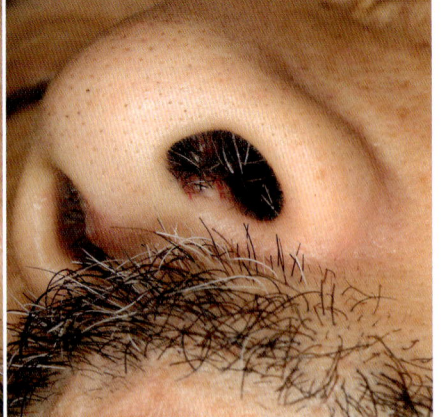

a．右斜位 b．正面 c．左斜位

図 1．臨床所見

性も念頭に置く．画像診断のうち局所ではMRIが有用であり，特にマイクロコイルを用いたMRIでは高精細の画像が得られる[3]．

SCC の転移ルートは，主にリンパ行性であることが特徴である．所属リンパ節すなわち頸部や耳下腺に硬結がないかを触診で十分に確認する．腫瘍径が 2 cm を超える，あるいは浸潤傾向の強い病変では CT や PET など画像診断による転移検索も考慮する．このような病変で触診や画像診断で転移が明らかでない場合は，センチネルリンパ節生検も検討する．

切　除

手術療法が最も効果的な治療法であり，完全切除を行う．National Comprehensive Cancer Network（NCCN）のガイドラインでは，外鼻は高リスク群に分類され，Mohs 手術か complete circumferential peripheral and deep margin assessment with frozen or permanent section（CCPDMA）が推奨され，特に切除範囲を定めていない[4]．本邦のガイドラインでは 6 mm 以上離して切除することが推奨されている[5]．外鼻では 2 cm 以上の病変や浸潤傾向が強い病変では 6 mm～1 cm 程度のマージンをつける．病理組織学的に水平方向ならびに垂直方向完全切除を確認することが必須である．術中迅速診断が可能な施設であればこれを検討し，迅速診断が不可能もしくは腫瘍に浸潤傾向が強い場合は，腫瘍摘出後に創部を人工真皮で被覆して，固定標本で組織を確認してから後日再建を行うことを検討する．病理組織学的検討では，術者自身が腫瘍の広がりを確認する．切除断端陽性もしくは近接している場合は，必要に応じて追加切除を検討する．

再　建

一般に外鼻有棘細胞癌の切除後は全層性となることが多い．再建に際しては，cover（皮膚側），support（支持組織）ならびに lining（裏打ち）それぞれを再建するように心がける[6)7]．Support を含む欠損では，段階的な手術になることが多く，複数回の手術の可能性について患者に十分に説明しておく．

症　例

症　例：57 歳，男性

初診 3 か月前より右鼻柱やや鼻腔側にびらんが生じた．近医耳鼻科を経由して，当科関連施設を受診し，生検にて SCC と診断された．初診時には，すでに右鼻柱に潰瘍を伴う硬結があり，左鼻柱側にも結節が生じていた（図 1, 2）．全身検索では明らかな転移を認めなかった．

＜切　除＞

腫瘍は病歴から右鼻柱原発と考えられ，鼻中隔側，右鼻腔頭側さらに鼻腔底側への浸潤に配慮する必要があった．手術は全身麻酔下に施行し，硬結から少なくとも 6 mm の safety margin を付着

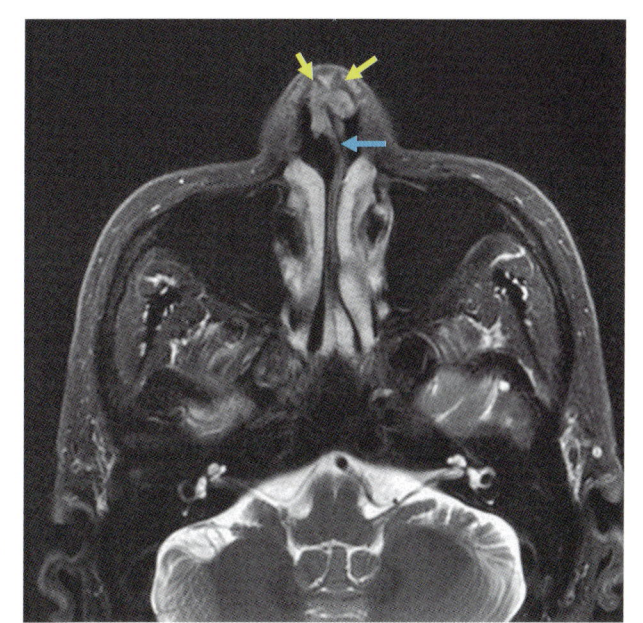

図 2.
MRI T2 強調画像（水平断）
腫瘍は鼻翼軟骨内側脚（黄矢印）と鼻中隔軟骨前方（青矢印）の間で広がっている.

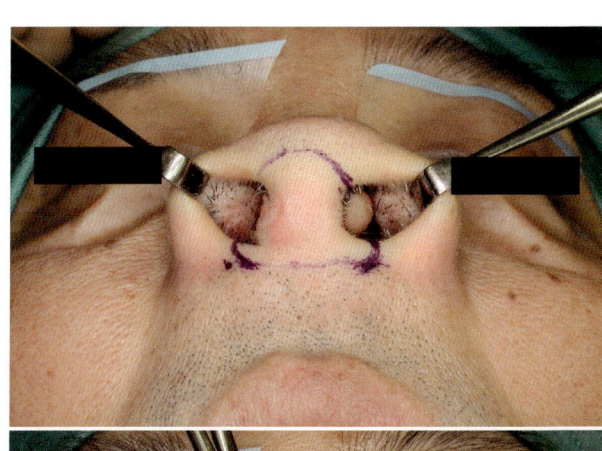

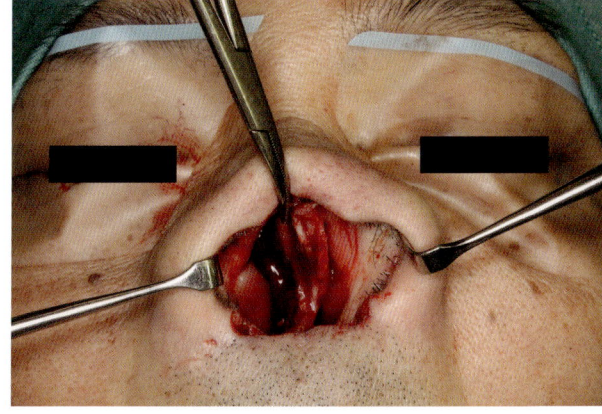

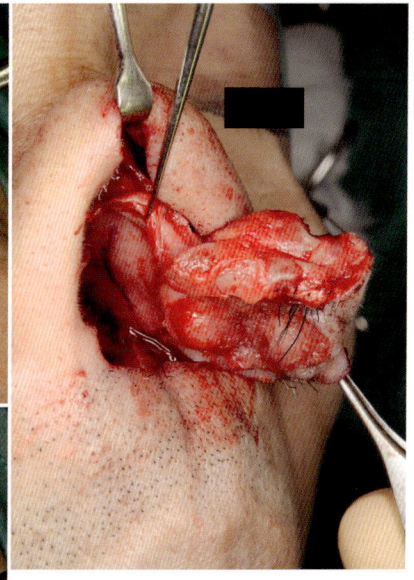

図 3. 腫瘍切除手術時所見
a：切除デザイン. 発赤や硬結より少なくとも 6 mm 以上の safety margin をつけて切除した.
b：切除時所見（右斜位）. 鼻腔内の病変切除は, 前方部分を切開し, 展開をよくして明視下に行った.
c：切除後所見

させた. 切除範囲は鼻柱〜鼻中隔軟骨前方 1/3, 両鼻腔底の一部を含めた（図3）. 鼻翼軟骨外側脚は barrier ととらえ, 両鼻腔頭側では, 鼻翼軟骨外側脚の一部を摘出側に含めた.

腫瘍は三次元的に複雑な部位に存在したため, 複数方向での断端において腫瘍細胞の確認が必要であった. 断端の確認は固定標本での確認が望ましいと考えられ, 組織欠損部 raw surface に人工真皮を貼付し, 後日再建術を行うこととした.

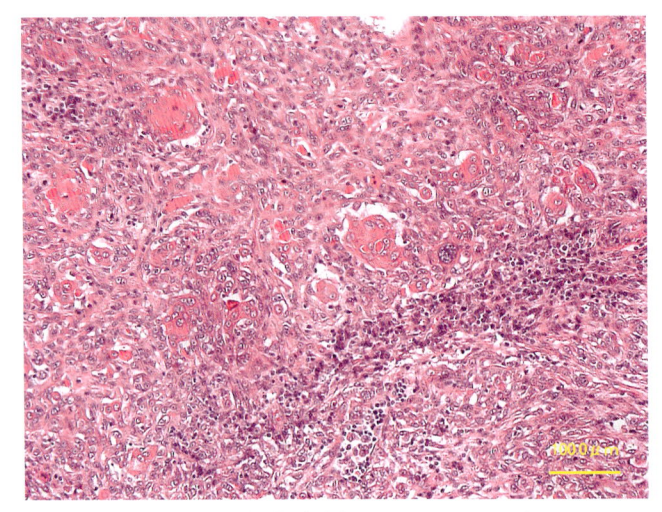

図 4. 病理組織所見（scale bar＝100 μm）

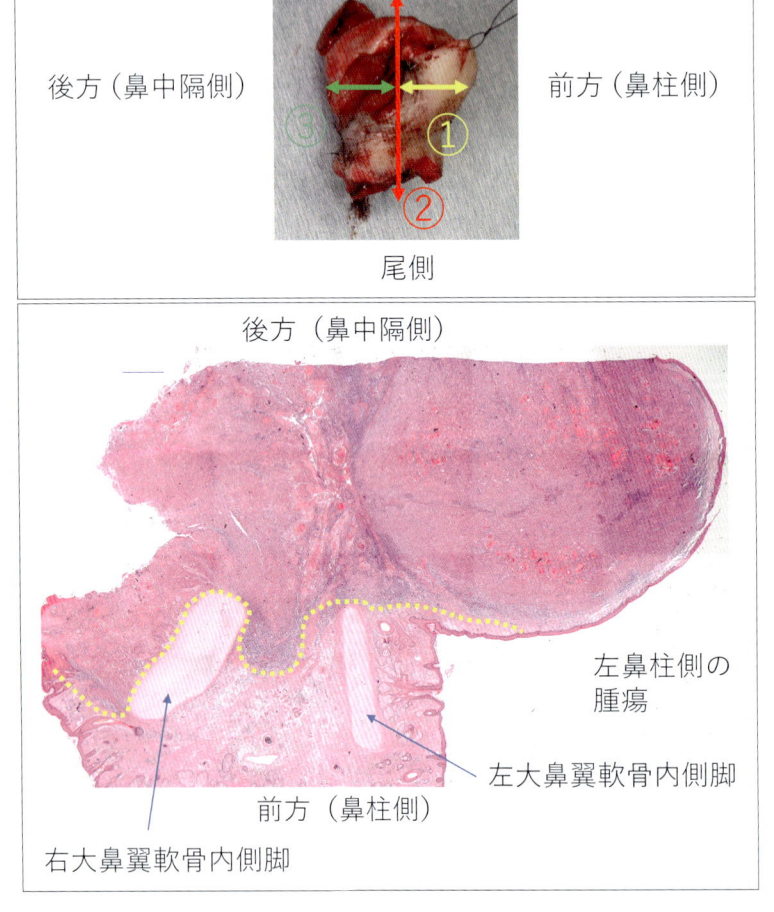

$\dfrac{a}{b}$

頭側

後方（鼻中隔側）　　　前方（鼻柱側）

③　①　②

尾側

後方（鼻中隔側）

左鼻柱側の
腫瘍

左大鼻翼軟骨内側脚

前方（鼻柱側）

右大鼻翼軟骨内側脚

図 5-a，b.
病理組織所見（scale bar＝1 mm，破線は腫瘍の境界）
a：切り出し方向
b：鼻柱水平断（切り出し ①）
　両鼻翼軟骨内側脚後端部分を腫瘍が左側鼻柱側へ浸潤している.

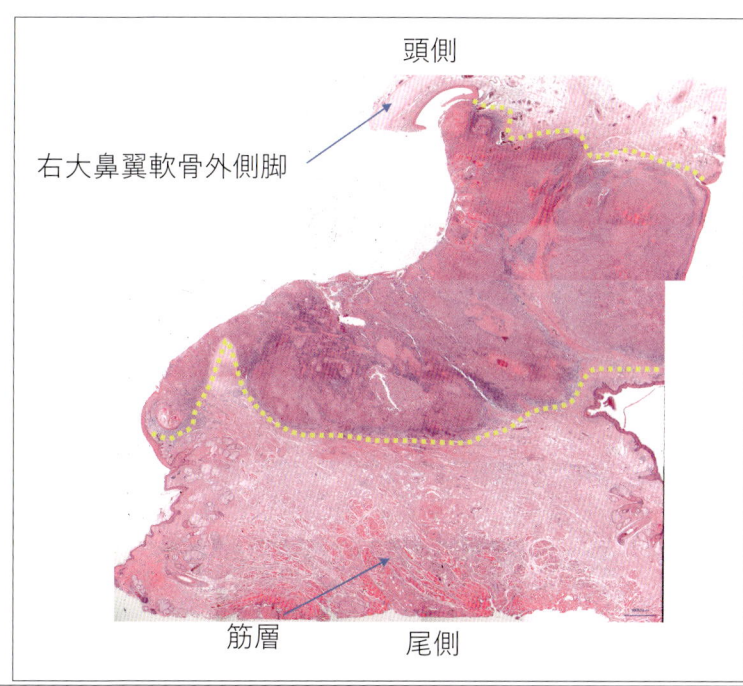

頭側

右大鼻翼軟骨外側脚

筋層　　　尾側

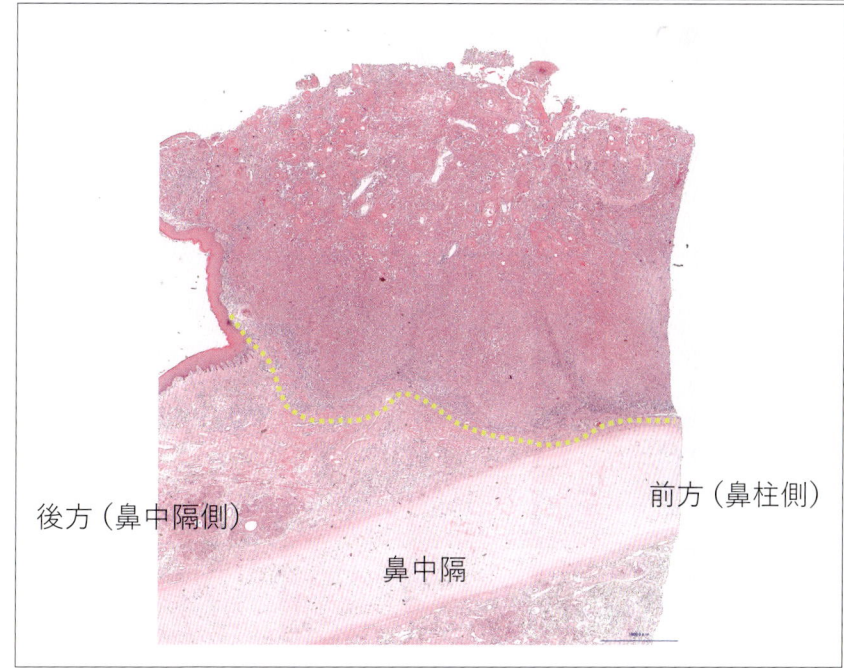

後方（鼻中隔側）

前方（鼻柱側）

鼻中隔

$\dfrac{c}{d}$

図 5-c，d.
病理組織所見（scale bar＝1 mm，
破線は腫瘍の境界）
 c ：鼻柱冠状断（切り出し ②）
　　右鼻腔天蓋は腫瘍辺縁から 3
　　mm で，口唇側は 10 mm 程度
　　のマージンがある．
 d ：右鼻中隔水平断（切り出し ③）
　　右鼻中隔軟骨膜に接するよう
　　に腫瘍が広がっている．

＜病理組織学的所見＞

　潰瘍局面を伴い，角化傾向や癌浸潤の形成が著明な扁平上皮癌の髄様かつ密な浸潤性病変を認めた（図 4）．

　鼻柱前方では，腫瘍は鼻翼軟骨内側脚と鼻中隔軟骨間に広がり，左鼻腔に結節を形成していた（図 5-a，b）．

　頭側では腫瘍が切除断端に近接している部位もあったが（3 mm），断端陰性であった（図 5-a, c）．

　正中後方では鼻中隔軟骨に沿うように腫瘍が進展していた（図 5-a, d）．切除断端は複数方向で陰性であった．

＜再　建＞

　再建では，support の再建と，これを被覆しかつ lining も再建する皮膚軟部組織再建が必要であった．さらに露出部である鼻柱皮膚の color や

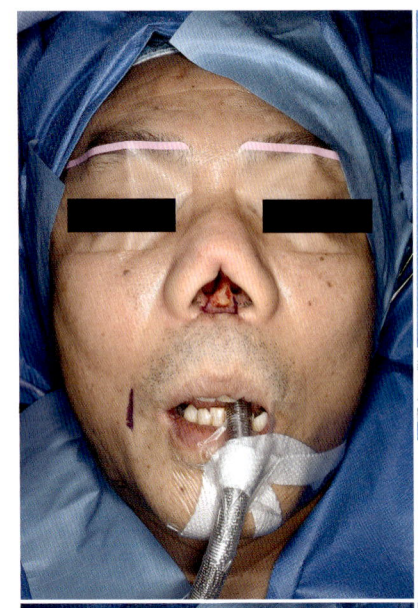
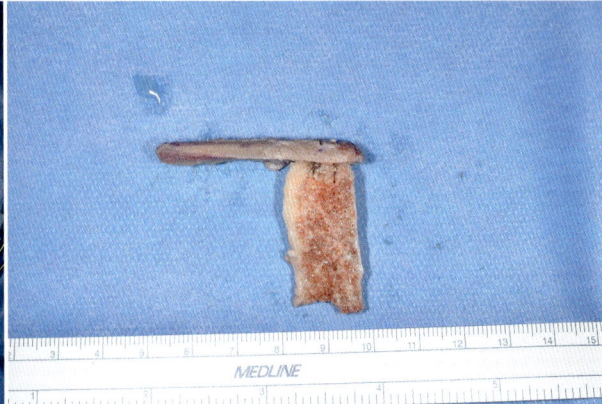
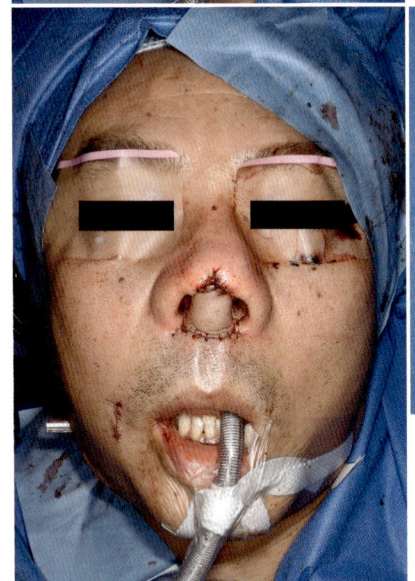
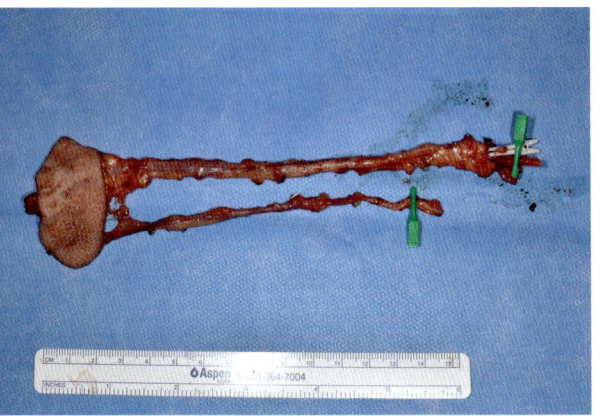

a	b
c	d

図 6. 再建手術 1 回目
a：1 か月の待機期間中に鼻腔側の拘縮が強まり短鼻傾向となった.
b：Support の再建には腸骨を L 字型として移植した.
c，d：遊離前腕皮弁で lining の再建と移植腸骨を被覆した.

texture にも配慮する必要があった. これらを 1 回の手術で完遂することは極めて困難であり，再建手術は段階的に行うこととした.

再建手術 1 回目

切除手術より約 1 か月後に再建術を行った. 当初の予想に反して，鼻腔内の創収縮に伴って短鼻傾向が強まったため，鼻腔側から可及的に拘縮を解除した. 再建に際しては，鼻柱～鼻中隔の欠損に対して，support として L 字型に腸骨を移植した. 移植腸骨を被覆するのと同時に，鼻腔底や天蓋部分の lining を再建でき，さらに鼻腔通気を妨げない薄い皮弁が必要であったため，皮膚軟部組織再建には遊離前腕皮弁を選択した(図 6).

再建手術 2 および 3 回目

鼻柱の露出部位では前腕皮弁の組織量が多いこと，さらに color および texture が周囲組織とマッ

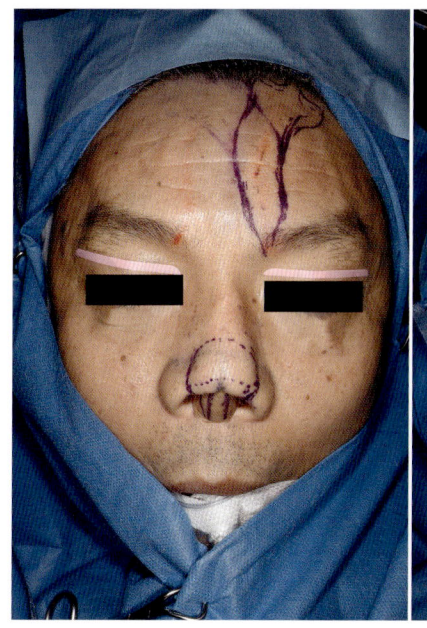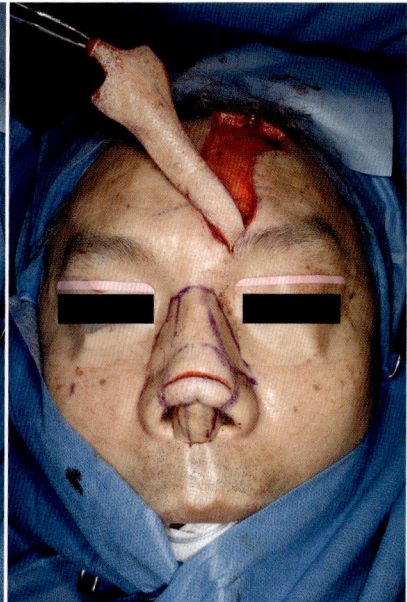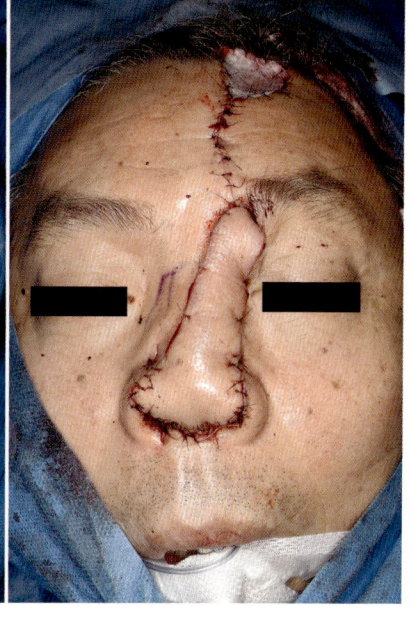

a | b | c

図 7. 再建手術 2 回目

a：前額皮弁デザイン

b：短鼻を改善させるため，鼻尖部と鼻翼の皮膚の一部を hinge として lining を再建し，前額皮弁で同部と鼻柱 cover の再建を行った．鼻柱が bulky であったため，同時に減量も行った．

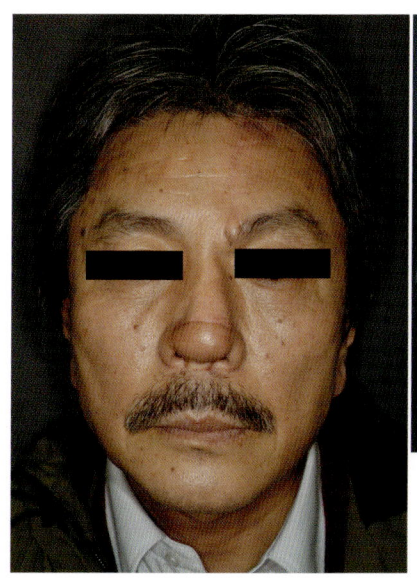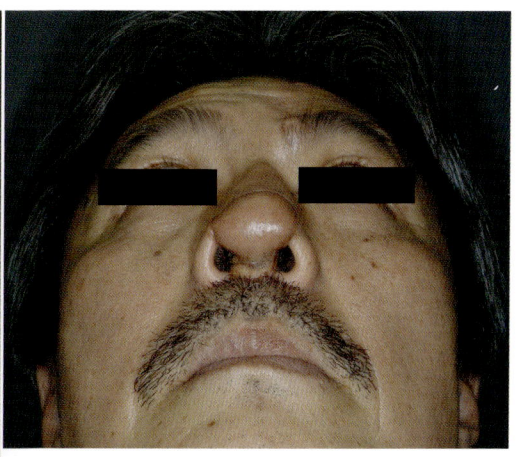

図 8.
初回術後 1 年 6 か月時所見

チせず，cover の入れ替えも必要であったため，前額皮弁を用いた．

　再建手術 1 回目で鼻腔側の拘縮を解除したものの短鼻傾向が生じたため，本来の鼻尖ならびに鼻翼皮膚の一部を hinge として利用し鼻尖部〜鼻柱に前額皮弁を移植した（図 7）．

　前額皮弁移植後 3 週間で皮弁の切り離しを行った．前額部皮膚欠損部には，前額皮弁の一部を全層植皮として移植した．

　初回手術より 1 年 6 か月経過した現在，腫瘍の再発はなく，鼻呼吸も可能である．再建外鼻はやや bulky であり，今後修正術を予定している（図 8）．

考　察

　外鼻有棘細胞癌の切除手術で重要なことは，腫瘍主座の解剖学的な位置確認と腫瘍の進展方向を

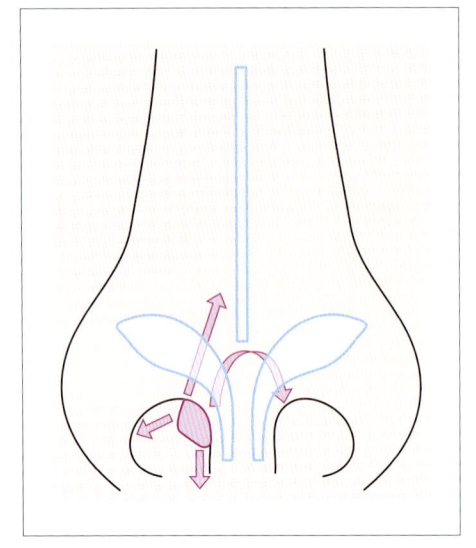

図 9. 本症例の腫瘍進展のシェーマ
腫瘍は右鼻柱原発で，後方は鼻中隔軟骨に
沿って，さらに鼻翼軟骨内側脚と鼻中隔軟骨
間を進展して左鼻腔側に至ったと考えられる．

見極めることである．本症例では，右鼻柱皮膚が
原発で，鼻翼軟骨内側脚と鼻中隔軟骨間の間隙に
浸潤し，左鼻柱に進展したと考えられた（図 9）．
したがって，深部方向への浸潤に配慮する必要が
あり，右側では鼻中隔軟骨や鼻翼軟骨を含めると
いう判断に至った．外鼻では軟骨が腫瘍進展の
barrier となる一方で，軟骨間の間隙も存在する
ため，その間隙を腫瘍が進展する可能性について
も念頭に置くべきである．CCPDMA を達成する
ためには，術者自身が病理組織を確認し，後方視
的に解剖とリンクさせて腫瘍細胞の広がりや進展
の傾向を確認することが重要である．

　再建手術では，切除で失われた組織を再現する
ことが求められる．本症例では鼻中隔軟骨前方な
らびに鼻柱部が欠損しており，support には colu-
mellar strut として L 字型に腸骨を移植した．こ
れらを被覆すること，鼻腔天蓋部分の lining を再
建することが必要であり，薄くてしなやかさのあ
る遊離前腕皮弁を用いた．また，少なくとも鼻弁
に影響を与えないよう鼻腔を狭窄させない再建術
式を選択することが重要であり，その観点からも
前腕皮弁は有用であった．

　自験例では，切除から再建までの待機期間中
に，鼻腔内の創収縮により，予想外に短鼻傾向が
強まった．この拘縮は再建手術時に解除を試みる
も十分な解除は得られず，結果的に lining の組織
が不足し，lining に外鼻皮膚を追加で用いざるを
得なかった．これについては今後の検討課題と考
えている．

まとめ

　鼻柱原発の SCC 症例の我々の治療経験を通じ
て oncoplastic surgery に準じた外鼻 SCC の治療
法について述べた．

謝　辞

　本稿の執筆にご協力いただいた新須磨病院形成外
科の辻　依子先生ならびに倉敷平成病院形成外科の
西尾祐美先生に深謝いたします．

参考文献

1) Ozturk, C. N., et al.：The SMAS and fat compart-
ments of the nose：an anatomical study. Aes-
thetic Plast Surg. 37：11-15, 2013.
　Summary　Cadaver を用いた鼻部 SMAS の解剖
学的検討．
2) 児玉　悟：鼻中隔矯正術と外鼻形成術—鼻閉に対
する Septorhinoplasty—．日耳鼻．118：1406-
1413，2015.
3) Nakayama-Takeda, R., et al.：Comparison of
malignant skin tumor thickness and relative
depth of invasion estimates from preoperative
MR-microscopy and pathological evaluation.
Dermatol Surg. 39：1767-1773, 2013.
　Summary　マイクロコイルを用いた MRI の報告．
4) https://www.nccn.org/professionals/physician_
gls/pdf/squamous.pdf
5) 土田哲也ほか：皮膚悪性腫瘍診療ガイドライン第
2 版．日皮会誌．125：5-75，2015.
6) Burget, G. C., et al.：Nasal support and lining：
the marriage of beauty and blood supply. Plast
Reconstr Surg. 84：189-202, 1989.
　Summary　外鼻再建における support, lining,
cover の 3 層の重要性について述べた論文．
7) 寺師浩人：【Oncoplastic Skin Surgery—私ならこ
う治す！】外鼻皮膚腫瘍．PEPARS．76：28-36,
2013.

PEPARS No.152 : 35-43, 2019

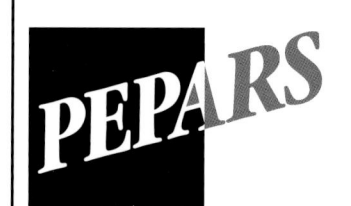

◆特集／皮膚悪性腫瘍はこう手術する—Oncoplastic Surgery の実際—

外鼻の基底細胞癌

苅部綾香[*1]　林　礼人[*2]

Key Words：外鼻(nose)，外鼻再建(nasal reconstruction)，基底細胞癌(basal cell carcinoma)，斑状強皮症型基底細胞癌(morphea type basal cell carcinoma)，unit 原理(unit principle)，二期再建(two step reconstruction)

Abstract　　基底細胞癌(BCC)は外鼻に最も多く発生することが知られているが，様々な組織型があることや局所破壊性，さらに外鼻という特有の形態構造の点から，切除マージンについては種々の報告がある．特に morphea type BCC については水平・垂直方向ともに浸潤性が強く，十分なマージンをもって切除を施行しても断端陽性となり，追加切除を要することが多い．また，外鼻は皮膚，軟骨・筋肉，粘膜が互いに隣接しながら3層構造を呈していることから，それぞれの部位や欠損に応じた切除ならびに再建術が必要となる．

今回我々は，外鼻に生じた毛細血管拡張を主体とした morphea type BCC において，複数回の切除術の末に全層欠損を生じ，広範囲な外鼻再建を要した症例を経験した．症例提示を行いつつ，外鼻 BCC に対する oncoplastic surgery について，morphea type BCC や外鼻再建を中心に報告する．

はじめに

基底細胞癌(Basal cell carcinoma；BCC)の発生頻度は皮膚悪性腫瘍の44%を占め[1]，臨床型により，結節潰瘍型，瘢痕扁平型，表在型，斑状強皮症型(morphea type)，破壊型，Pinkus 型などに分けられる．発生部位は鼻部や下眼瞼，上口唇といった顔面に好発し[2]，なかでも鼻尖・鼻翼部が最も BCC を発生しやすいとされる(鼻部の発症頻度は25.8%)[3]．

一般的に増大速度は緩慢で，外科的切除が非常に有効だが，組織型や部位によっては強い局所浸潤性を呈し，骨などの深部組織にまで浸潤する例も存在する．また，初回手術で不十分な切除となると局所破壊性の増した再発病変となるため，初

回手術の切除マージンが重要となる．

皮膚悪性腫瘍診療ガイドラインにおいては，低リスクの BCC に対する切除マージンは4mmとされるが，morphea type や破壊型，再発例などについては10mm以上のマージンを要する場合もある．深部マージンについては，皮下脂肪を十分含めて切除すれば多くの場合は完全切除を望めるものの，morphea type や微小結節型については皮下への浸潤傾向が強く，筋層・骨膜まで浸潤する例も認められる．そこで，切除マージンが不明瞭な際には，術中迅速病理検査の施行を検討するか，永久標本で完全切除を確認してからの二期再建が望ましい[4]．

今回は，外鼻に生じた BCC の中から，複数回の切除術の末に外鼻全層欠損を生じた morphea type の症例について，その詳細をまとめるとともに文献的考察を加え報告を行う．

*1 Ayaka KARIBE, 〒279-0021　千葉県浦安市富岡 2-1-1　順天堂大学医学部附属浦安病院形成外科・再建外科，助手

*2 Ayato HAYASHI，同，教授

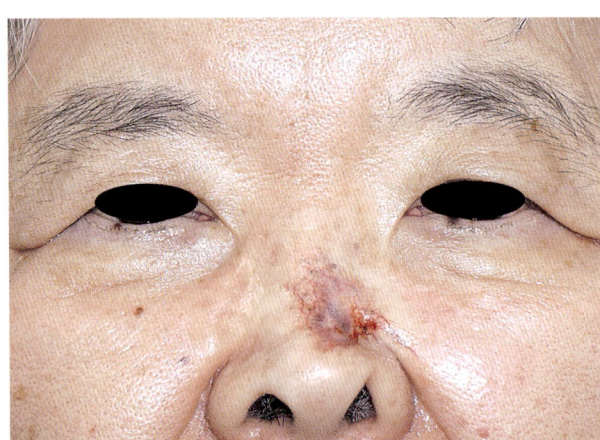

図 1.
a：初診時所見
b：初回手術切除デザイン
c：切除後

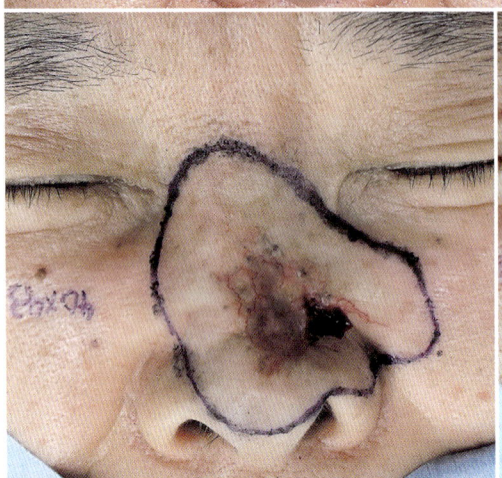
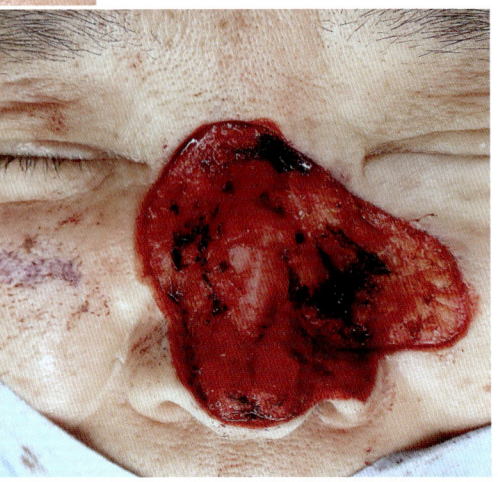

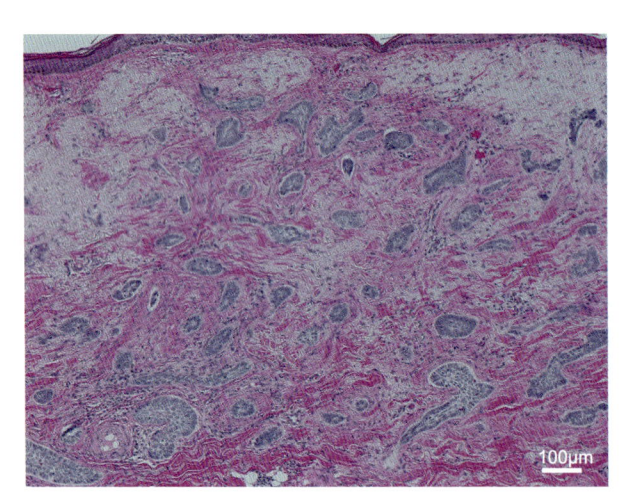

図 2.
HE 染色　20×10 倍
基底細胞様の腫瘍細胞には柵状配列を認め，増殖した結合組織との間には裂隙を形成している．島状ならびに索状の腫瘍胞巣を形成しながら，皮下組織深層の筋層にまで浸潤している．

症　例

症　例：73 歳，女性

2 年前に眼鏡をぶつけて受傷した鼻背部の皮膚潰瘍が，寛解増悪を繰り返すため，近医を受診した．生検が施行され morphea type BCC の診断となったため，手術目的に当科へ紹介受診となっ

た．初診時は左鼻背部に一部潰瘍を伴う毛細血管拡張を主体とした 2 cm 大の赤色病変を認めていた（図 1-a）．2014 年 8 月に初回の皮膚悪性腫瘍切除術を施行．発赤および毛細血管拡張部より水平マージンは 10 mm とし，深部マージンは脂肪織全層となるように表情筋上・軟骨膜上で切除を行った．術中迅速病理診断にて深部断端陽性であった

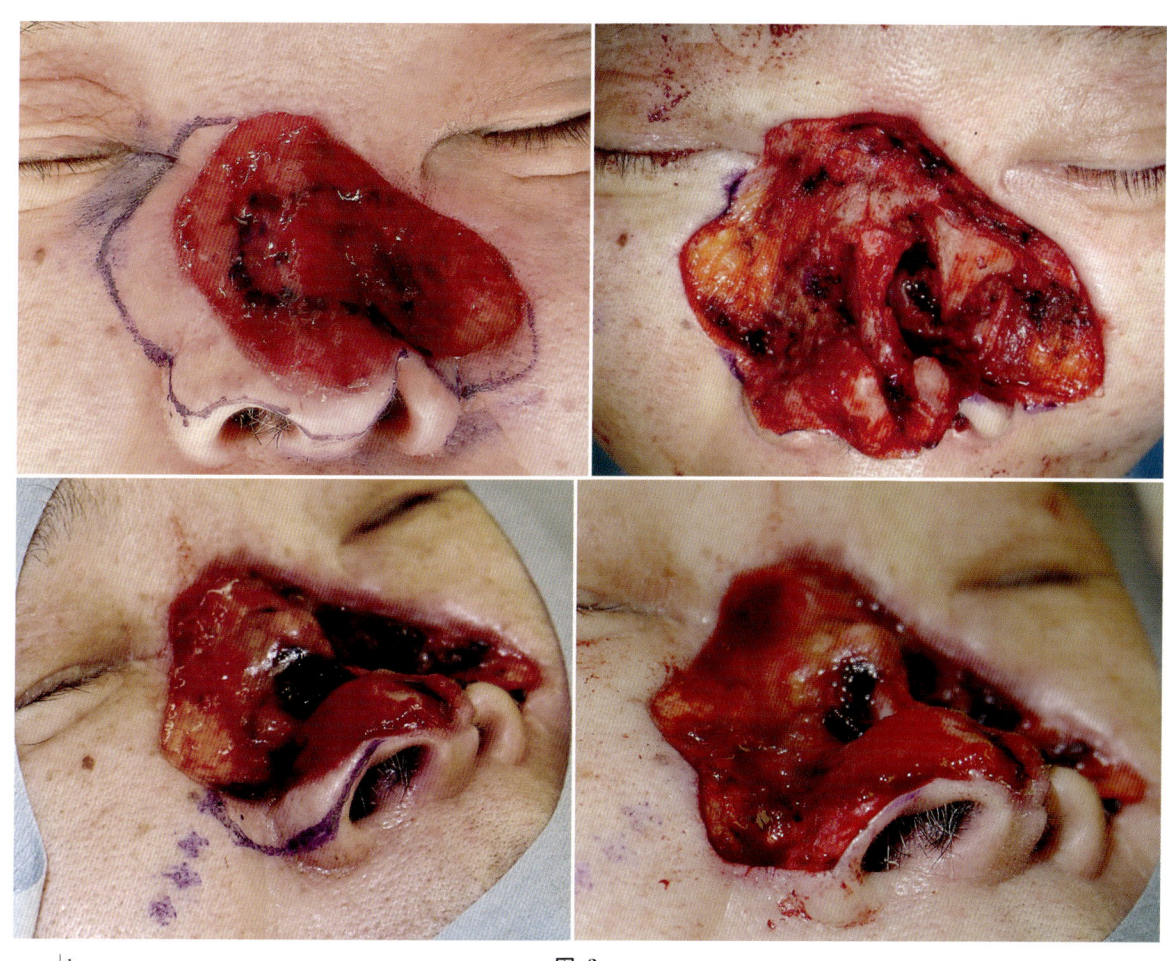

```
a b
c d
```

図 3.
a, b：2回目切除術（a：切除デザイン，b：切除後）
c, d：3回目切除術（c：切除デザイン，d：切除後）

ため，腫瘍直下の部位を軟骨膜上・骨膜上で追加切除を行い，再び術中迅速病理診断を施行し，陰性を確認して手術終了とした（図 1-b, c）．HE 染色による組織所見では，基底細胞様の腫瘍細胞は柵状配列を呈し，島状および索状の腫瘍胞巣を形成しながら真皮浅層から皮下組織深層の筋層にまで浸潤し，増殖した結合組織との間には裂隙形成も認めた（図 2）．永久組織標本における切除断端の評価では，右鼻背側より尾側まで水平断端は広範に陽性であり，左鼻翼部も断端陽性の結果であった．また深部断端も陽性であったため 2 回目の切除術を，水平マージンを右鼻翼部は 10 mm，それ以外は 5 mm で設定し施行．深部マージンは，皮膚の追加切除部については脂肪織全層，眼輪筋部は眼輪筋下で切除を行った．前回切除部位につ

いては，右側は鼻骨・大鼻翼軟骨上で，鼻背部については鼻骨膜下で剥離し，外側鼻軟骨を鼻腔粘膜も含めて全切除した．左側は鼻翼部の頬骨骨膜下で剥離を行い，大鼻翼軟骨の外側を鼻腔粘膜も含めて切除した．また頬骨梨状口縁も 5 mm 切除を行った（図 3-a, b）．術中迅速病理診断を行い，皮膚 5 か所，深部 3 か所ですべて陰性を確認し，欠損の少なかった右鼻腔粘膜については縫合を行って手術終了としたが，永久標本では右鼻翼部で水平断端陽性の結果となった．3 回目の切除術施行となり，水平マージン 5 mm として，脂肪を一層つける形で切除を行った（図 3-c, d）．3 回目の手術で最終的にすべての断端陰性となり，欠損は 35×82 mm となった．左鼻腔粘膜は 17 mm 幅の欠損であり，支持組織は両側の外側鼻軟骨の欠

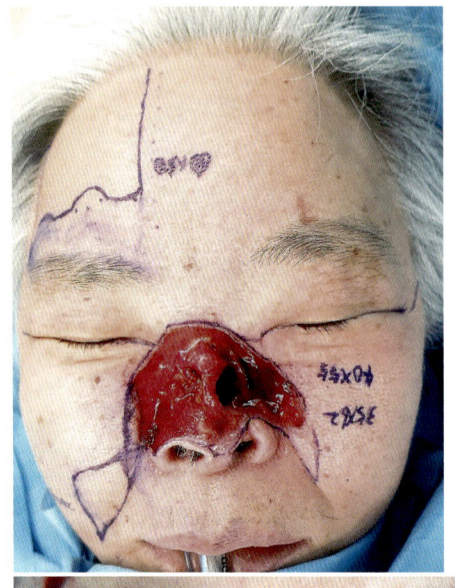

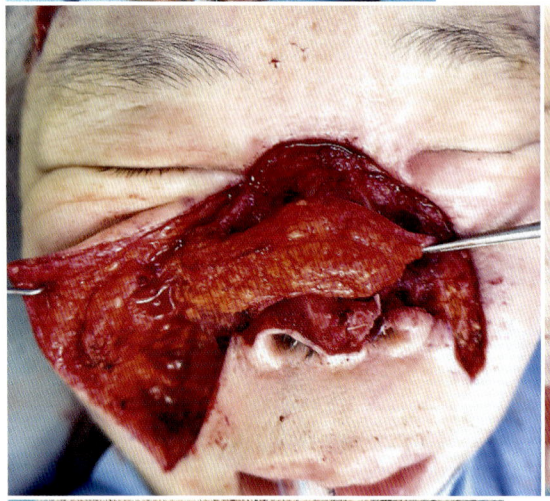

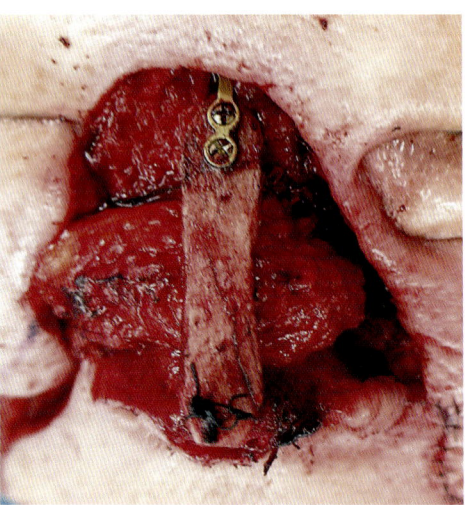

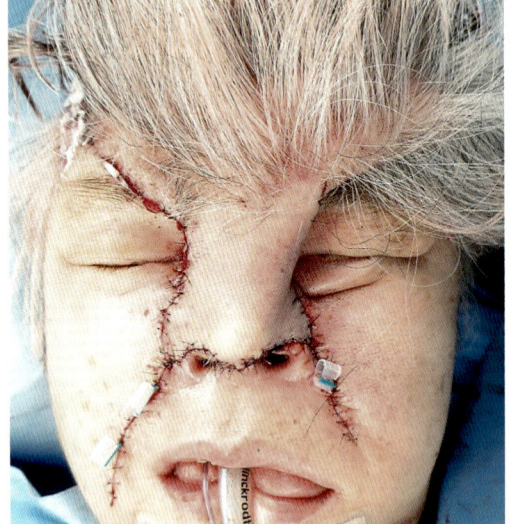

a	
b	c
d	

図 4.
再建手術
  a：再建デザイン
  b：右鼻唇溝皮弁移動後
  c：腸骨移植後
  d：Scalping forehead flap 移植後

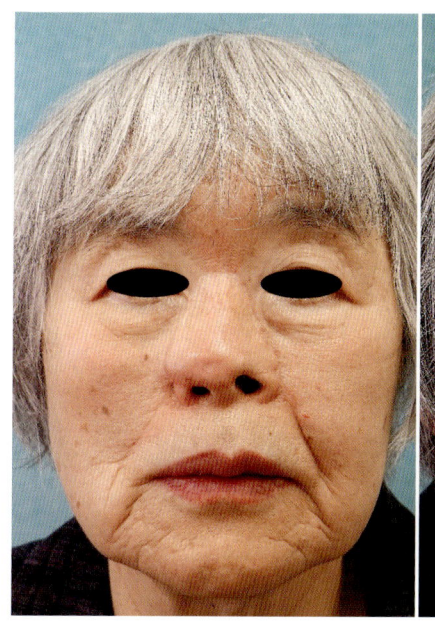
a．正面像

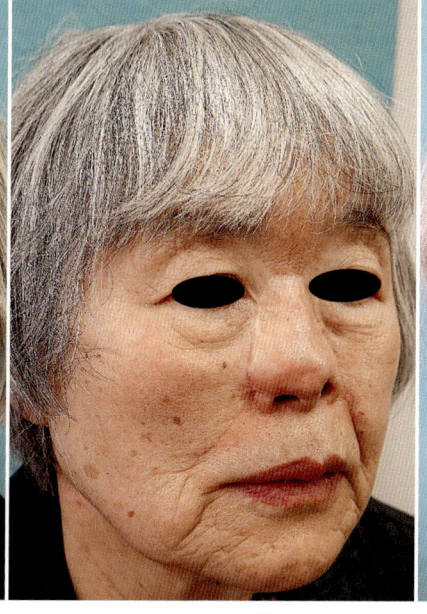
b．右斜面像

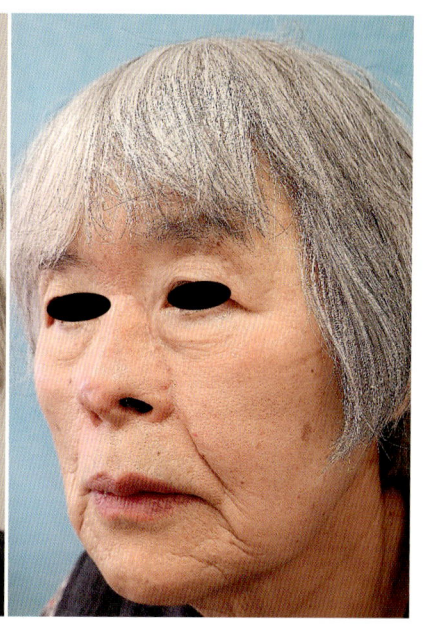
c．左斜面像

図 5．術後 5 年．再発転移は認めない．

損を生じた．

　初回切除術から 35 日後に 2 度の追加切除を経て再建術の施行となった．左鼻腔粘膜の再建は右鼻唇溝皮弁で，支持組織は腸骨移植で行い，皮膚側の再建を Scalping forehead flap で施行した（図4）．術後 3 週間で Scalping forehead flap の切り離しを行い，前額部へは右鎖骨部からの全層植皮を行った．その後の創部の経過は良好であったが，2018 年に右鼻閉の訴えを認めたため，defatting とともに粘膜側に移植した鼻唇溝皮弁の吊り上げ固定を行い，鼻閉症状は改善している．切除術後約5 年を経過する現在までに再発転移を認めていない（図 5）．

考　察

1．Morphea type BCC の特徴

　斑状強皮症型基底細胞癌（morphea type BCC）は BCC 全体の 2％と少ないが，その殆どは顔面に生じるとされる[3]．臨床症状としては単発性に光沢のある淡紅白色や正常皮膚色の浸潤局面を呈し，辺縁部に多数の拡張した毛細血管があり，斑状強皮症や瘢痕との鑑別を要する．触診では視診で確認した範囲よりも広い範囲で硬結を触れ，境

界不明瞭であることが多い．

　病理組織学的特徴として，腫瘍細胞巣辺縁に柵状配列を示す毛芽細胞様細胞が小さな胞巣を形成して，増生した膠原線維間に散在性あるいは集簇して分布し，腫瘍細胞胞巣周囲にはムチンの沈着が認められる．BCC のなかでも最も結合組織の増殖が強いとされ，様々な形態の腫瘍細胞塊が真皮深層や皮下脂肪織など下方への強い浸潤傾向を有することが特徴とされている[4)5]．

　治療は他の病型と同様に外科的な完全切除が原則であるが，先述のように水平垂直方向ともに浸潤傾向が強いことから，十分なマージンをとっての切除が必要である．しかし境界が不明瞭であること，また好発部位が顔面であることからマージンの決定が難しくなり，今回のように追加切除を必要とする症例や再発症例も多くなっている．皮膚悪性腫瘍診療ガイドラインでは，3 mm マージンで 66％，5 mm マージンで 82％，13〜15 mmマージンをとれば 95％の症例で腫瘍残存はないとされている[4]．しかしながら近年，肉眼的辺縁から 3 mm の切除で断端陰性を認め，術後再発も認めていない症例も報告されており，症例に応じてマージンを決定して切除後，検体の病理組織を

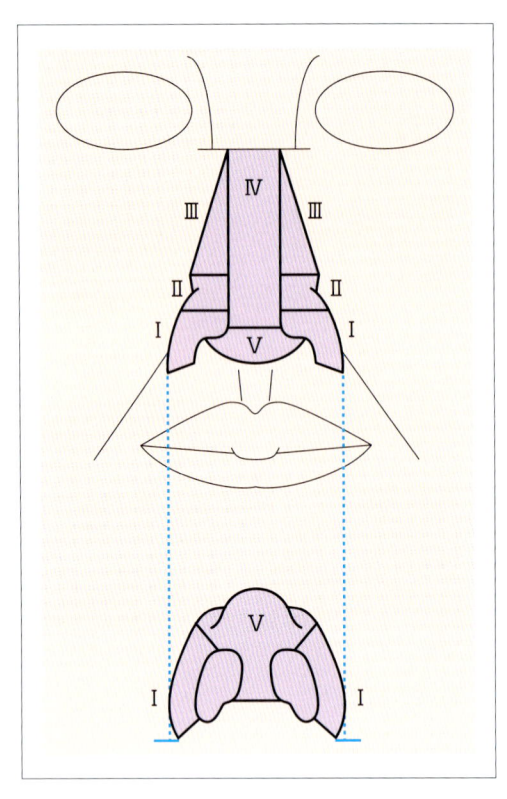

図 6.
外鼻における切除術の考え方
Part I（鼻翼部）：全層または粘膜下切除後即時再建
Part II（鼻翼溝部）：2 段階手術
Part III（鼻背側面部）：症例に応じて，2 段階手術
Part IV（鼻背正中部）：症例に応じて，2 段階手術
Part V（鼻尖〜鼻柱部）：2 段階手術
（文献 8 より引用改変）

詳細に検討し完全摘出を確認していくことが必要である[5]．

さらに，morphea type BCC については神経浸潤の可能性が高いとされる[6]．そのため，摘出の際には神経に沿う skip invasion の可能性を含めて三叉神経や顔面神経の解剖学的位置を考慮し，組織学的精査で神経浸潤があるかどうかの検討を要する．神経浸潤を認めた場合には，局所支配神経の同定に加えその支配領域の皮膚切除を行うか，手術治療が難しい症例については放射線療法などを検討する必要があるとされる[6,7]．

2．外鼻 BCC の特徴や二期再建の適応

寺師らは，外鼻の BCC の浸潤のしやすさや再建などについて，Oncoplastic skin surgery を考慮しての部位に応じた局所分類を報告している[8]（図 6）．

まずは，術前の組織学的検査で irregular spiky pattern，peripheral palisading irregularity，micronodular nest などの所見があれば筋層への浸潤を認める aggressive type BCC となる可能性が高いため，その場合は全体の病理組織像で病変が取り切れていることを確認してからの二期再建が望ましいとしている[8]．

部位については，Part I であれば水平マージンを考慮すると全層切除となり完全切除が得られる可能性が高いため，即時再建でもよいとされている．

その一方で，注意が必要なのは Part II と V になる．II では，SMAS がはっきりせず，皮膚が下床組織と固着している．さらに鼻翼軟骨と外側鼻翼軟骨の境に位置していることから，筋肉との接点となっており aggressive type が多く，二期再建が望ましい．V では，毛包脂腺系が発達しており真皮深くまで垂直に陥入するため，腫瘍が軟骨間に入り込むような深部浸潤する例が多く，病理組織診断にて完全摘出を確認した後の二期再建が推奨される[8]．

今回の症例は Part II，III，IV にまたがるような症例であり，II の部分については頬骨の一部まで切除する結果となった．Morphea type BCC のような浸潤が強い場合には術中迅速病理診断だけではなく永久標本で完全切除を確認することがやはり重要である．

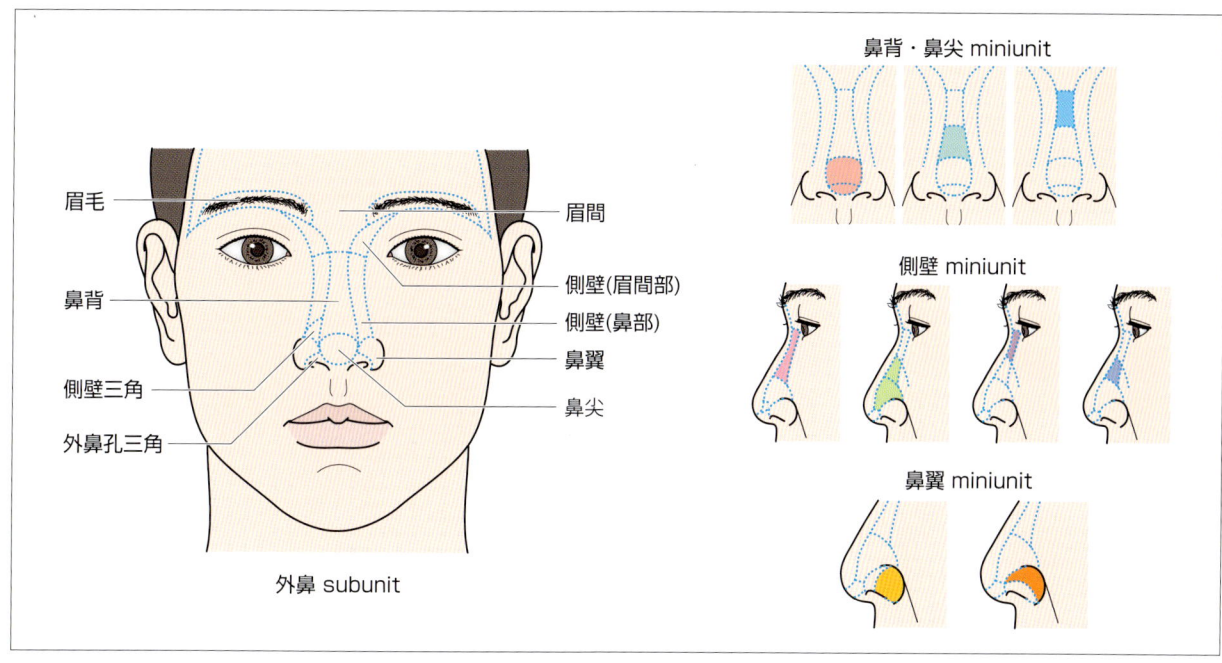

図 7. 外鼻の subunit と miniunit（文献 9 より引用改変）

3．外鼻の形態的特徴

外鼻は顔面の中央に位置することから，その再建は欠損の被覆に加えて，色調・質感の連続性を有する自然形態の再現が重要であり，鼻呼吸への影響を考慮する必要がある．

また，外鼻は鼻背・鼻尖・鼻翼・側壁の各 subunit で構成されており，再建の際にはこの unit についても考慮が重要である．さらに，岡田らは subunit 内に，各自のもつ特有の皺線や陰影により生じた potential wrinkle line により細分化された miniunit を設定することも可能と報告しており，欠損範囲により subunit もしくは miniunit，もしくはそれぞれを組み合わせた複合 unit を考慮しての再建が重要であると報告している．

Unit を考慮せずに再建した例では円形もしくはパッチ様外観を生じ，再建後の形態が不自然になることも少なくはない．そのため，まず欠損の評価として単一 unit 内のものかどうか，また subunit か miniunit のどの形態を選択するのがよいかを検討していく[9]（図 7）．

4．再建方法（裏打ち，unit の原理）

外鼻の再建については，皮膚側のみならず，支持組織や粘膜側まで，欠損に応じた再建が必要となる[10]．

皮膚側の再建は基本的には前述した unit 原理に基づいて行うことが推奨され，小欠損では subunit 内での局所皮弁が有用である．鼻背頭側では薄い皮弁として Rintala flap が，尾側では隣接した皮膚を用いることで皮膚性状の連続性が保てる axial frontonasal flap が，鼻背側面では鼻唇溝皮弁が有用とされている．また，2 cm を超える欠損の場合は今回の scalping forehead flap などのような前額皮弁が適応となる．鼻翼や鼻柱の欠損では鼻唇溝皮弁が選択されることが多いが，耳介からの遊離複合組織移植なども有用性が高い．さらに，皮膚のみの欠損であれば顔面またはその近傍を採取部とする植皮術も一選択肢となるが，SMAS を含んだ欠損例では，創収縮を生じる可能性が高いとされる．特に外鼻尾側の可動性外鼻では，創収縮が遊離縁の収縮につながるため注意が必要である[11]．

支持組織の再建については，正中のみの再建では基本的に不十分であり，鼻腔通気のために鼻背側面と鼻翼への軟骨移植が必要である．通常移植材料としては耳介軟骨が最も利用されるが，鼻骨までを含む広範囲欠損となった場合には腸骨や肋骨，肋軟骨を鼻骨の代用として移植する．鼻翼部の支持組織再建を行わなかった症例では，長期経

過で創収縮により鼻腔狭窄や外鼻萎縮が生じることも認められている[10)11)].

裏打ちについては，鼻粘膜と前庭部皮膚で構成されており，同部の欠損残存や不適切な再建は外鼻変形の大きな要因になるため，外鼻の再建において最も重要とされる．また，裏打ちの再建が必要な症例は支持組織の再建も必要なことが多いため，再建材料には血行のよい皮弁移植が望ましい．欠損周囲の皮膚を翻転して hinge flap とすることも可能だが，大きな欠損については今回のような鼻唇溝皮弁での裏打ちが選択されることが多い．しかし，鼻唇溝皮弁は皮弁が厚い欠点を持ち，鼻腔の狭小化を招く恐れがあるため注意が必要である[11)].

5．Morphea type BCC の術後経過観察の注意点

皮膚悪性腫瘍診療ガイドラインでは BCC 切除後の術後経過観察については，その頻度や期間について明らかな基準はないとしている[4)]．近年，低リスク症例では従来の5年間よりも短い観察期間でよいとする報告もされている．しかしながら，高リスク群については局所再発の点からも従来通り5年間の経過観察を行うことが勧められている．

局所再発については約50％が最初の2年間に，66％が3年間に，80％が5年までに出現することが報告されており[4)]，武石らは，再発例や境界不明瞭な例，病理組織学的に微小結節型や浸潤型，morphea type であった例については再発リスクが高いため，5年間の経過観察が必要であろうと述べている[12)]．局所再発の所見としては，視診・触診や患者の感覚変化などに注意し，疑わしい部位は積極的に生検で確認するのがよい．

また，1つの BCC が発生した患者はほかの皮膚癌や別の BCC を生じるリスクが高いことも報告されており，別の BCC を発症する可能性は1年以内に約20％，5年以内に40％とも言われている．そのため早期に新規病変を発見し，確実な手術治療に臨むためにも定期的な経過観察が必要である[4)].

今回の我々の症例も術後5年の経過観察を行い，局所再発がないことを確認できたことで，良好な治療経過が得られたと言及することができる．拡大切除の際には，断端陰性を永久標本で確認できるまでに複数回の切除術を要したが，そうした慎重な対応が最終的な結果に繋がったと考えている．

まとめ

今回，外鼻に生じた morphea type BCC で複数回の切除を必要とし，外鼻の全層欠損に対して再建を行った症例を経験した．外鼻は BCC の好発部位であり，鼻翼・鼻尖部では aggressive type が多くなっている．そのため切除マージンについては，水平・垂直ともに十分注意が必要であり，慎重な組織学的評価を主体とした二期再建が良好な長期経過にも繋がると考えられる．

また，外鼻の全層欠損については，皮膚側，支持組織，裏打ちの3層の再建が必要である．外鼻形態に加え鼻呼吸への影響も考慮する必要があり，本症例のように鼻唇溝皮弁での再建の際には注意を要する．

Morphea type BCC は局所再発や新規病変発生のリスクが高いため，術後5年間にわたる経過観察を遂行していく．

参考文献

1) 林　利彦，山本有平：【形成外科の治療指針 update 2010】基底細胞癌．形成外科．**53**（増刊）：S57-S58，2010.
2) 小野友道ほか：基底細胞癌．最新皮膚科学大系 12．82-98，中山書店，2002.
3) 石井良征，境野昌行：基底細胞癌の全国調査．Skin Cancer．**28**(2)：205-211，2013.
4) 土田哲也ほか：皮膚悪性腫瘍診療ガイドライン第2版．日皮会誌．**125**(1)：5-75，2015.
5) 相馬かおりほか：鼻根部に生じた斑状強皮症型基底細胞癌の1例．臨皮．**66**(10)：783-787，2012.
6) 寺師浩人，野村　正：【皮膚外科のための皮膚軟部腫瘍診断の基礎】皮膚外科のための腫瘍病理の

見方. PEPARS. **100**：23-33, 2015.

7）寺師浩人, 長野　徹：手術適応が問題となる皮膚悪性腫瘍「鼻部皮膚悪性腫瘍」. Skin Cancer. **25**（3）：293-299, 2010.

8）寺師浩人, 田原真也：鼻部基底細胞癌の治療戦略. Skin Cancer. **18**（3）：278-289, 2003.

9）岡田恵美, 大西　清：【形成外科　珠玉のオペ　1　基本編―次世代に継承したい秘伝のテクニック―】外鼻のユニット再建. 形成外科. **60**（増刊）：S86-S93, 2017.

10）大西　清, 丸山　優：【体表悪性腫瘍の部位別治療戦略】外鼻の皮膚悪性腫瘍における治療戦略. PEPARS. **46**：31-39, 2010.

11）寺師浩人：【Oncoplastic Skin Surgery―私ならこう治す！】外鼻皮膚腫瘍. PEPARS. **76**：28-36, 2013.

12）武石恵美子ほか：基底細胞癌術後フォローアップ期間に関する検討. Skin Cancer. **20**（3）：291-295, 2005.

グラフィック
リンパ浮腫診断

新刊

―医療・看護の現場で役立つケーススタディ―

著者　前川二郎（横浜市立大学形成外科　主任教授）

リンパ浮腫治療の第一人者、前川二郎の長年の経験から、厳選された41症例の診断・治療の過程をSPECT-CTリンパシンチグラフィをはじめとする豊富な写真で辿りました。併せて患者さんの職業や既往など、診断や治療において気を付けなければならないポイントを掲載！
是非お手に取りください！

2019年4月発売　オールカラー　B5判　144頁　定価（本体価格6,800円＋税）

主な目次

Ⅰ　リンパ浮腫の診断
Ⅱ　リンパ浮腫の治療
Ⅲ　リンパ浮腫のケーススタディ

下肢、下腹部、陰部

続発性／婦人科がん（軽症例／中等症例／重症例／抗菌薬の長期投与例など11例）
続発性／直腸がん（1例）
続発性／前立腺がん（1例）
続発性／皮膚悪性腫瘍（象皮例など2例）
原発性／先天性（2例）
原発性／早発性（2例）
原発性／遅発性（中等症4例）

上　肢

続発性／乳がん（中等症例／重症例／神経障害例／抗がん剤影響例など5例）
原発性／先天性（1例）
原発性／早発性（1例）
原発性／遅発性（中等症／アトピー性皮膚炎合併例など2例）

その他の浮腫・リンパ浮腫

続発性／特殊部位（上眼瞼）
混合型脈管形態異常（クリッペル・トレノニー・ウェーバー症候群など）
脂肪吸引経験例
トンプソン手術例
内分泌疾患による浮腫（バセドウ病）
静脈性浮腫
脂肪浮腫

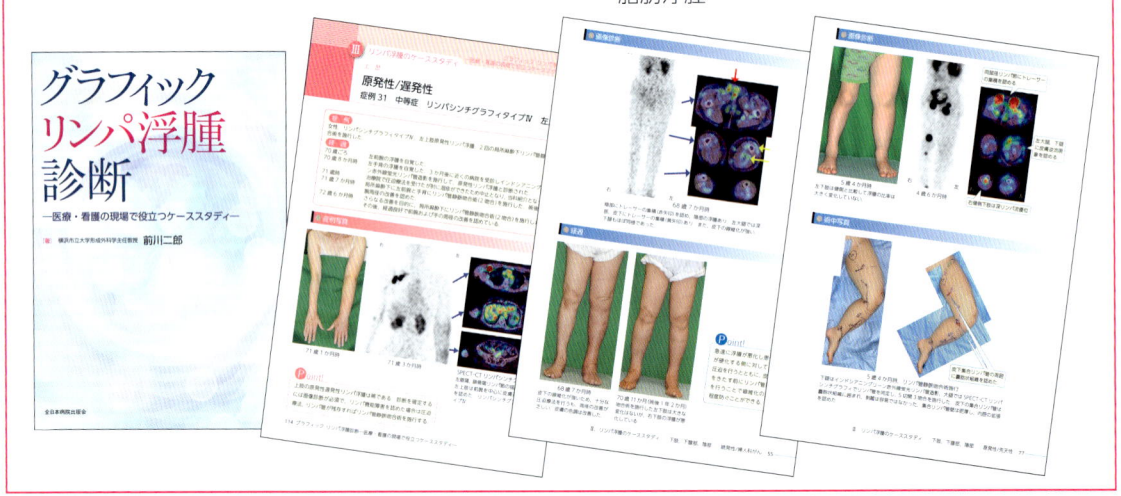

全日本病院出版会

〒113-0033　東京都文京区本郷3-16-4　Tel：03-5689-5989
www.zenniti.com　　Fax：03-5689-8030

PEPARS No.152：45-50, 2019

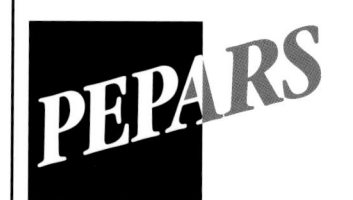

耳介の有棘細胞癌

漆舘聡志[*1] 三上 誠[*2]

Key Words：耳介有棘細胞癌(squamous cell carcinoma of the auricle)，外科的治療(surgical treatment)，耳介再建 (reconstruction of the auricle)，後耳介皮弁(postauricular flap)，軟骨皮膚弁(chondrocutaneous flap)

Abstract 耳介は露光部であり皮膚悪性腫瘍の好発部位のひとつで，治療の機会も多い．治療の基本は外科的切除であり，再発リスクに応じた切除が推奨されている．耳介皮膚は余裕が少なく，切除後に再建を要することも多い．再建の際，整容的には耳輪形態と大きさを維持したうえで複雑な 3 次元構造を可能な限り再現することが望まれ，機能的には眼鏡やマスクなどを装着できることが重要である．このためには欠損の部位，大きさ，軟骨欠損の有無によりそれぞれに適した再建方法を選択する必要がある．軟骨欠損が生じた場合には軟骨を含めた耳介再建を行うこととなるが，軟骨欠損が大きい場合，3 次元構造の再建に苦慮する場合もある．結果によっては患者の QOL 低下をもたらすため，欠損に応じた各種再建方法の習得が望まれるとともに，治療にあたっては切除範囲の設定から再建までを包括的に計画して治療を行う oncoplastic surgery の概念が有用である．

はじめに

耳介は露光部であり皮膚悪性腫瘍の好発部位のひとつである．皮膚悪性腫瘍の 5～10％が耳介に発生するとされ[1]，耳介の皮膚悪性腫瘍の 50～60％が有棘細胞癌(squamous cell carcinoma；以下，SCC)であるとされている[2]．

SCC 治療の基本は外科的切除であり，切除後に再建を要することも多い．耳介腫瘍切除後再建の際，整容的には複雑な 3 次元構造の構築，機能的には眼鏡やマスクなどを装着できることが重要である．このためには欠損の部位，大きさ，軟骨欠損の有無によりそれぞれに適した再建方法を選択する必要がある．当科の耳介再建方針を表 1 に示す．耳介は軟部組織が少なく皮膚可動性が少ない

表 1. 我々の耳介再建方針

耳輪
軟骨欠損がない場合：局所皮弁による再建
軟骨欠損がある場合
小欠損 ：単純縫合
1/3 までの欠損：軟骨皮膚弁による再建   健側からの複合組織移植
1/3 以上の欠損：軟骨移植＋側頭頭頂筋膜弁＋植皮術
耳甲介，対耳輪：後耳介皮弁，植皮術
耳垂：後耳介軟骨皮膚弁＋局所皮弁

ため単純縫合が困難な場合も多い．軟骨欠損が生じた場合，軟骨を含めた耳介再建を行うこととなるが，3 次元構造の再建に苦慮する場合もある．このため耳介 SCC の治療にあたっては切除範囲の設定から再建までを包括的に計画して治療を行う oncoplastic surgery の概念が有用である．

*1 Satoshi URUSHIDATE，〒036-8562 弘前市在府町 5 弘前大学医学部形成外科，教授
*2 Makoto MIKAMI，同，助教

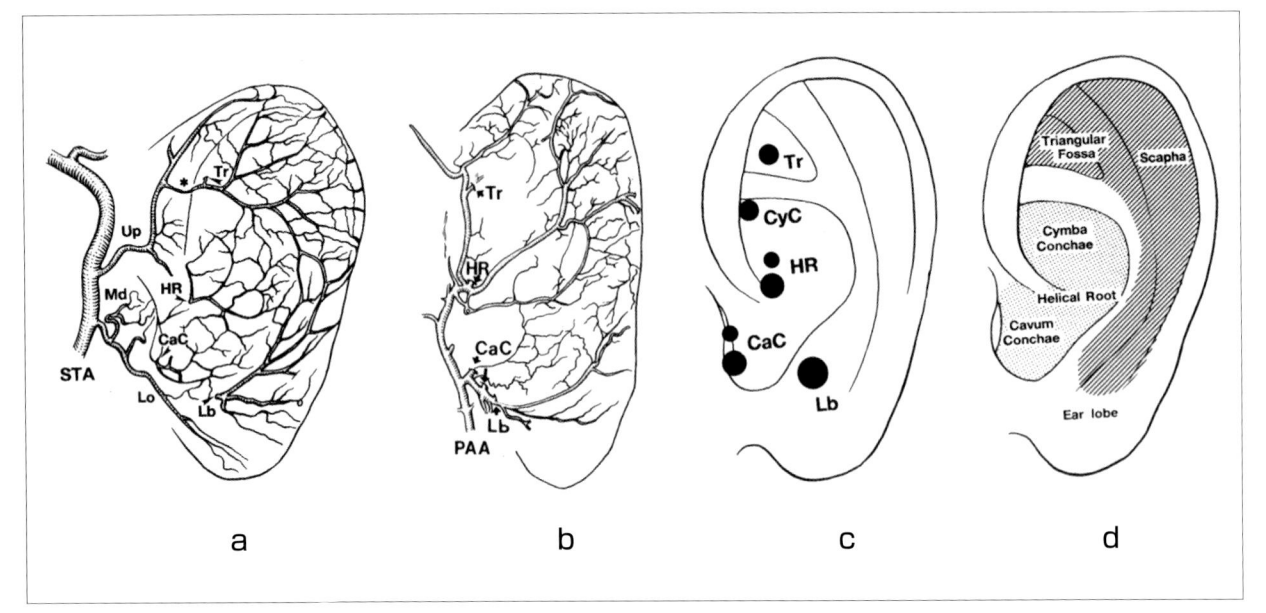

図 1.
a：耳介前面の血管．耳輪〜対耳輪に浅側頭動脈からの血管網を形成する．
b：耳介後面の血管．後耳介動脈から耳介後面に複数の分枝が出る．
c：耳介後面からの穿通枝．耳甲介へ複数の穿通枝を出す．
d：耳介前面の血流分布．耳輪と対耳輪，耳甲介はそれぞれ血管網を形成する．

（文献 7 より引用改変）

切除手術の考え方

SCC の切除にあたっては水平方向と垂直方向双方の切除範囲を設定しなければならない．水平方向の切除範囲を設定する際には腫瘍の部位，大きさ，分化度などによって分類した NCCN（National Comprehensive Cancer Network）の SCC の再発リスク分類が参考となる[3]．耳介では腫瘍径 6 mm 以上，境界不明瞭，再発症例，分化度が中等度から低分化の症例などが高リスク群に分類される．皮膚悪性腫瘍診療ガイドラインにおいては低リスク群では 4〜6 mm，高リスク群では 6〜10 mm の切除マージンを推奨している[4]．しかしながら oncoplastic surgery の考え方からすると，ガイドラインを参考にしつつ個々の症例で個別に切除範囲を設定することも許容されると考えている．もちろん腫瘍切除の根治性を確保するのが大前提であるが，患者の希望や腫瘍の性状，二期的手術による断端確認などにより，小さい切除範囲で侵襲の少ない再建を行うことも選択肢とな

るであろう．

深部方向に関しては明確な基準はないが，腫瘍の深達度に応じて腫瘍の露出を回避できる層での切除が基本となる．耳介前面は皮下組織が薄いため軟骨まで腫瘍が近接することが多く，軟骨の合併切除を要する症例も多い．一方，耳介後面では前面に比べると皮下組織が厚く，軟骨膜を含めた切除で十分な症例も存在する．いずれにしても深部との可動性の評価や，画像診断で腫瘍深達度の確認が必要である．

術前にリンパ節転移が確定している場合には根治的リンパ節郭清の適応となるが，通常は予防的リンパ節郭清の対象とはならない．ただしリンパ節転移が疑われる場合にはセンチネルリンパ節郭清を考慮してもよい[4]．

再建方法の考え方

再建にあたってはまず一期的に再建するか二期的に再建するかを判断する．切除断端陰性を確実に判断するためには永久標本で断端を確認する二

期的再建が望ましいが，手術が複数回になることや，治療が長期となることなどが欠点である．二期的再建の場合，切除後は断端形成や人工真皮移植を行って次の手術に備える．

患者の都合や希望などにより二期的再建が困難な場合には一期的再建を選択するが，その際には術中迅速診断にて断端を確認することが望まれる．

耳介再建にあたって当科では表1に示したように，欠損部の部位と大きさ，軟骨欠損の有無などを考慮して再建方法を選択している．再建にあたっては耳輪の形態，耳介長，深い耳甲介などがポイントとなる[5)6)]．

再建の際には耳介の血行を考慮する必要がある．Park らによると耳甲介は主に後耳介動脈からの穿通枝で栄養される血管網を形成しており，耳輪～対耳輪は浅側頭動脈からの分枝による血管網を形成している[7)]．耳介後面には後耳介動脈からの分枝が複数走行しており，これを皮弁に含めると血流が安定する．皮弁を作成する際にはこれらの血管解剖を参考にすると安定した結果が得られる．

1．耳輪の再建

耳輪部では耳輪形態と耳輪長を維持した再建が重要である．軟骨欠損がない場合には耳後部からの局所皮弁による再建が有用である．軟骨欠損がある場合でも耳輪長1.5 cm 程度までの小欠損であれば楔形切除による単純縫合が可能である．したがって3 cm 程度までの耳輪全層欠損であれば，健側からの複合組織移植も選択肢となる．耳輪に限局した軟骨欠損の場合には Antia らの報告した chondrocutaneous advancement flap も有用である[8)]．これらの再建が困難な大きさの軟骨欠損で，欠損が耳輪の1/3 程度までであれば局所の軟骨皮膚弁を用いた再建が可能であり，Yotsuyanagi らの報告した方法が有用である[9)10)]．耳輪上部の1/3 欠損に対しては耳輪脚部を茎とした耳甲介軟骨皮膚弁[9)]，耳輪中央部の1/3 欠損に対しては全層の耳甲介軟骨皮膚弁を用いた再建が有用である[10)]．

耳輪の1/3 以上の欠損では耳介の形態と大きさ

を維持するために肋軟骨移植が必要となり，小耳症に準じた再建を行うこととなる[5)]．移植肋軟骨を周囲の皮弁で被覆することが困難な場合には，側頭頭頂筋膜弁を用いて肋軟骨を被覆し，その表層に皮膚移植を行う．

2．対耳輪の再建

対耳輪で皮膚のみの欠損であれば植皮での再建も可能だが，治療期間を短縮できるため局所皮弁での再建が有用である．再建には後耳介軟骨皮弁が有用であり[11)]，軟骨欠損部に合致したカーブの耳甲介軟骨を採取して移植する．後耳介皮弁は上方茎でも下方茎でも挙上可能だが，下方茎の方が血流は安定している．耳介前面との color match, texture match に優れていることに加え donor site が目立たないことも利点もある．

3．耳甲介の再建

小欠損であれば直接縫合可能であるが，皮膚に余裕がなく直接縫合が困難な場合も多い．直接縫合困難な場合，我々は前述の理由により積極的に後耳介皮弁を用いた再建を行っている[12)13)]．皮弁は皮下茎皮弁として挙上するが，移動距離は少なく，剥離範囲は少なくてよい．再建後は皮弁が後方に牽引され深い耳甲介が形成できることも本法の利点である．

以上，部位別に再建方法を述べた．耳介の手術では術中に十分止血したとしても，術後出血することをしばしば経験する．このため耳介手術後にはドレーンを挿入すること標準化している．また術後瘢痕拘縮によって変形をきたすこともあるため，症例によっては装具による形態維持を行う必要がある．

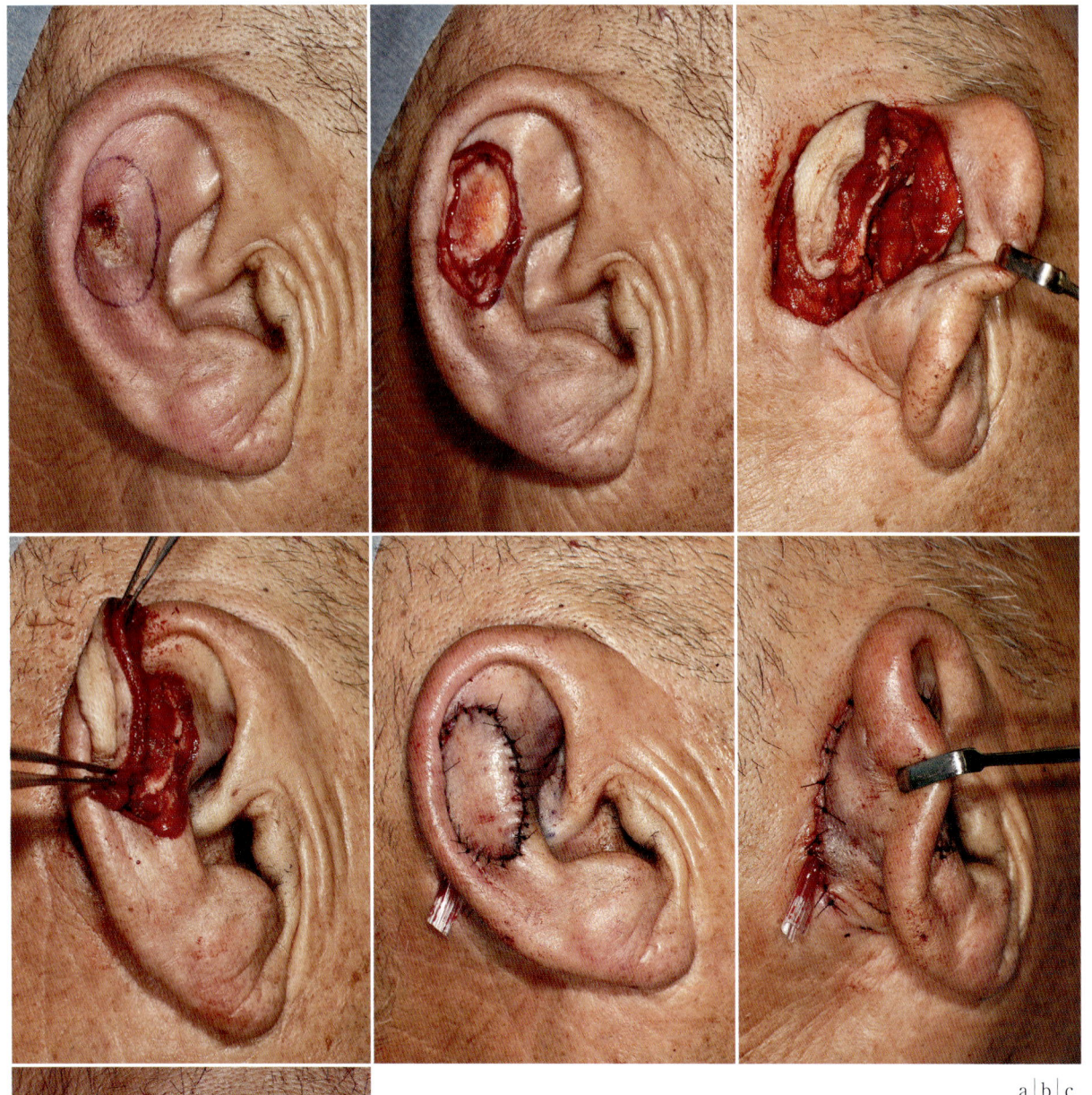

図 2.

a：痂皮を伴う淡紅色の隆起性病変．6 mm のマージンをつけて切開線をデザインした．

b：軟骨を含めて切除し，術中迅速診断にて断端陰性を確認した．

c：耳甲介軟骨を含めて下方茎で皮弁を挙上した．

d：軟骨皮膚弁を欠損部へ移行し，耳甲介軟骨を軟骨欠損部に固定した．

e：手術終了時．耳介形態は維持されている．

f：皮弁採取部は直接縫合した．

g：術後 2 年の状態．局所再発なく，耳介形態，色調ともに良好である．

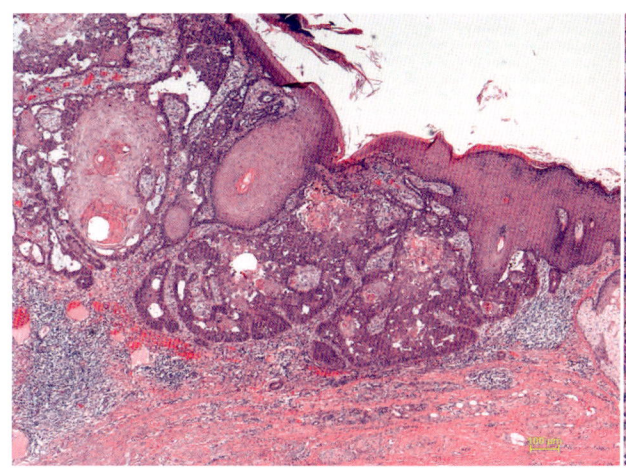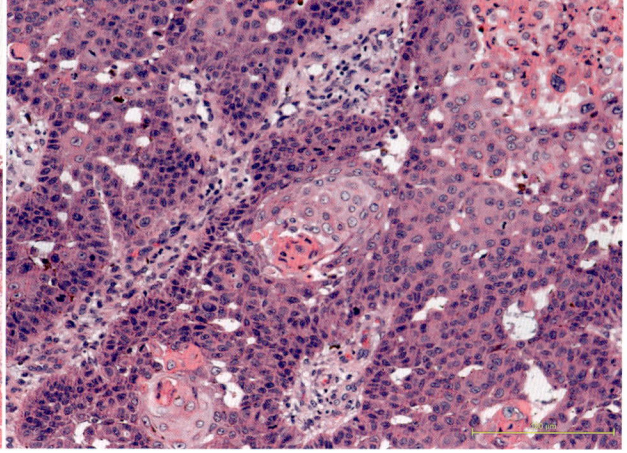

a | b   　　　　図 3.

　a：H-E 染色弱拡大像．腫瘍は胞巣状構造を呈して増生し，表皮から真皮にかけて浸潤し
　　ており，癌真珠を伴っている．
　b：H-E 染色強拡大像．腫瘍細胞は，増量したクロマチンと明瞭な核小体を持つ腫大した
　　類円形核に好酸性細胞質を有し，核異型，核分裂像を認める．

症　例

　79歳，男性

　初診の約1年前から右対耳輪部に皮疹が出現し，徐々に拡大した．6か月ほど前から痂皮を形成するようになったため近医皮膚科を受診した．凍結療法を施行するも難治のため同医で生検をしたところ，中分化型SCCの診断となり当科紹介となった．

　初診時，右対耳輪に1.2×1.2 cm大の痂皮を伴う淡紅色の隆起性病変を認めた．辺縁は比較的明瞭で下層との可動性はやや不良であった．頸部リンパ節を触知せず，画像診断でもリンパ節転移，遠隔転移は指摘できなかった．

　発生部位が耳介で腫瘍径が6 mm以上，中分化型であるため高リスク症例として6 mmのマージンを取って切除することとした（図2-a）．また深部は耳介前面で皮下組織が少ないこと，軟骨との可動性がやや不良であったことを考慮して軟骨を含めて切除する方針とした．二期的手術も提案したが，患者が一期的手術を希望したため，術中迅速診断を併用した一期的再建術を選択した．

　軟骨を含めて腫瘍を切除した（図2-b）．術中迅速病理診断にて断端陰性を確認した．

　後耳介軟骨皮膚弁をデザインし，下方茎で軟骨皮膚弁を挙上した（図2-c）．軟骨欠損部から耳介前面へ軟骨皮膚弁を移行し，軟骨欠損部に耳甲介軟骨を固定した（図2-d）．皮弁を固定し手術を終了した．良好な耳介形態が得られ，皮弁の色調も良好であった（図2-e）．皮弁採取部は直接縫合し，血腫予防のためペンローズドレーンを留置した（図2-f）．術後皮弁の血流障害などなく良好に経過した．

　切除標本の病理診断にて中分化型SCC，断端陰性が確認された．腫瘍は胞巣状構造を呈して増生し，表皮から真皮にかけて浸潤しており，癌真珠や個細胞角化を伴っていた．腫瘍細胞は，増量したクロマチンと明瞭な核小体を持つ腫大した類円形核に好酸性細胞質を有し，核異型と多数の核分裂像を認めた（図3-a，b）．

　術後2年の臨床像を示す（図2-g）．耳介形態は良好に維持されており，color match，texture matchともに良好である．術後5年経過した現在も再発，転移などなく経過良好である．

結　語

　耳介はSCCの好発部位のひとつであり，治療の機会も多い．切除にあたっては適切な切除範囲を設定し，腫瘍の完全切除を行うとともに，欠損の部位と大きさに応じた再建を行うことが必要である．

参考文献

1) Lee, D., et al.：Regional spread of auricular and periauricular cutaneous malignancies. Laryngoscope. **106**：998-1001, 1996.

2) Songcharoen, S., et al.：Tumors of the external ear and reconstruction of defects. Clin Plast Surg. **5**：447-457, 1978.

3) National Comprehensive Cancer Network（NCCN）：Clinical practice guideline in oncology. Basal cell and squamous cell skin cancers. Version 2, SCC-1-MS-25. 2013.
Summary　NCCN による悪性腫瘍診療ガイドライン．SCC に関する再発リスクを分類しており，治療方針決定に有用である．

4) 日本皮膚悪性腫瘍学会（編）：有棘細胞癌（SCC）．科学的根拠に基づく皮膚悪性腫瘍診療ガイドライン．第 2 版．金原出版，2015.
Summary　日本皮膚悪性腫瘍学会による皮膚悪性腫瘍診療のガイドライン．エビデンスに基づいた皮膚悪性腫瘍治療を推奨している．

5) 四ッ柳高敏ほか：【整容面に配慮した皮弁】外耳の再建．PEPARS．**6**：8-15，2005.
Summary　主に局所皮弁や軟骨皮膚弁を用いた耳介部分再建と小耳症に準じた耳介全再建について述べている．

6) 漆舘聡志，三上　誠：【Oncoplastic Skin Surgery―私ならこう治す！】耳介の皮膚腫瘍．PEPARS．**76**：37-45，2013.
Summary　耳介皮膚腫瘍切除後欠損に対する oncoplastic surgery の概念を踏まえた部位別再建について述べている．

7) Park, C., et al.：Arterial supply of the anterior ear. Plast Reconstr Surg. **90**：38-44, 1992.

Summary　耳介の血管解剖について詳細に報告している．

8) Antia, N. H., et al.：Chondrocutaneous advancement flap for the marginal defect of the ear. Plast Reconstr Surg. **39**：472-477, 1967.
Summary　欠損が耳輪辺縁のみの場合に，耳輪部の軟骨皮膚弁を進展皮弁として移動して耳輪を形成する方法である．

9) Yotsuyanagi, T., et al.：Reconstruction of defects involving the upper one-third of the auricle. Plast Reconstr Surg. **102**：988-992, 1998.
Summary　耳甲介軟骨皮膚弁と後耳介皮弁を用いた耳輪上部1/3欠損の再建方法を報告している．

10) Yotsuyanagi, T., et al.：Reconstruction of defects involving the middle third of the auricle with a full-thickness conchal chondrocutaneous flap. Plast Reconstr Surg. **109**：1366-1371, 2002.
Summary　耳甲介部を全層の皮下茎皮弁として挙上する新皮弁を用いて耳輪中央部1/3欠損を再建する方法を報告している．

11) Yotsuyanagi, T., et al.：Reconstruction of a partial auricular defect using a chondrocutaneous flap. FACE. **6**：101-106, 1998.

12) 四ッ柳高敏ほか：耳甲介再建に対する後耳介皮弁の有用性．耳鼻咽喉頭頸．**66**：429-434，1994.
Summary　後耳介動脈を皮下茎に含む後耳介皮弁による耳甲介再建の術式を報告している．

13) Yotsuyanagi, T., et al.：Retroauricular flap：it's clinical application and safety. Br J Plast Surg. **54**：12-19, 2001.
Summary　後耳介皮弁を種々の耳介再建に利用する際の適応と限界につき報告している．

カラーアトラス

乳房外Paget病
―その素顔―

著者：**熊野公子、村田洋三**
（兵庫県立がんセンター）

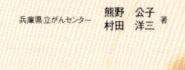

目 次

B5 判　オールカラー　252 ページ
定価（本体価格 9,000 円＋税）
ISBN：978-4-86519-212-4 C3047

乳房外 Paget 病とは何か？　謎に満ちたこの腫瘍の臨床的課題に長年にわたって全力をあげて取り組み、数々の画期的業績を上げてこられた著者らが待望の書籍を刊行した。臨床に即した実践的内容の書物であるが、最近はやりの安直・マニュアル本とはまったく異なる。本書は乳房外 Paget 病を扱いながらも、その思想は広く医療の全般に通底する。皮膚腫瘍学のみでなく、臨床医学の思考能力を深め、実践的力量を高めるうえで必読の名著である。

（斎田俊明先生ご推薦文より抜粋）

　本書は熊野公子、村田洋三の名コンビによるおそらく世界初の、Paget 病に関する総説単行本である。
　最近は EBM（Evidenced Based Medicine）という言葉がはやりだが、私（大原）は文献報告を渉猟・集積しただけでは真の EBM ではないと考えている。本書のように、長年にわたる多数例を自らが経験すればこそ、そのなかから普遍的な真理が演繹的に導き出されるのである。
　両先生のライフワークである本書の完成を心から喜ぶものである。

（大原國章先生ご推薦文より抜粋）

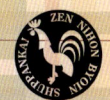 **全日本病院出版会**

〒113-0033 東京都文京区本郷 3-16-4
Tel:03-5689-5989　　Fax:03-5689-8030
www.zenniti.com

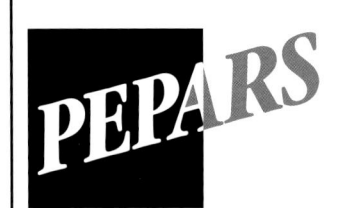

◆特集／皮膚悪性腫瘍はこう手術する—Oncoplastic Surgery の実際—

上口唇の基底細胞癌の切除と再建

清水　史明*

Key Words：基底細胞癌（basal cell carcinoma；BCC），上口唇（upper lip），局所皮弁（local flap），病理組織検査（pathological examination），二期的再建（two stage reconstruction）

Abstract　　基底細胞癌は遠隔転移を起こすことは極めて稀であり，十分な切除を行えば完治できることが多い皮膚悪性腫瘍で，一般的に予後は良好と言われている．しかし一方で，顔面正中付近に好発するため，機能障害や整容面での障害が生じやすく，十分な知識と経験に基づいた治療計画が必要となる疾患でもある．上口唇は摂食の際の口腔閉鎖など重要な機能を持った部位であり，さらに整容的にも重要性の高い部位でもある．そのため，上口唇の基底細胞癌の治療と再建においては，その根治性と機能・整容性を兼ね備えた治療戦略が必要となる．我々が行っている，上口唇基底細胞癌に対する治療戦略について，若干の考察を加えて報告し，代表症例1例を振り返りながら，その治療戦略を決定するまでに至った経緯について報告する．

はじめに

　基底細胞癌は，一般的に遠隔転移する確率は極めて低いため，局所を十分に治療できれば完治することが多く，他の皮膚悪性腫瘍と比較して生命予後はよいとされている[1)2)]．しかし一方で，本疾患は顔面正中付近に好発する性質を持つ．そのため，眼瞼，外鼻，口唇などの顔面の重要部位が侵されることが多い[1)2)]．口唇は消化器系の入り口にあたり，食事の際に食物を口腔内に維持させる機能や，口輪筋を使って口腔内の食物の移動させる機能，発声において発音を調整する機能など，様々な重要な機能を司っている部位である．さらには，形態的にも審美的に重要となる部位でもある．そのため，上口唇の基底細胞癌の切除においては根治性が重要となるが，その一方でオーバーサージャリーによる過剰な機能的・整容的損失を

避ける必要もある[3)]．再建においても同様で，ただ傷をふさぐのみでなく，再建後の患者の生活の質を重視した，機能的・整容的再建が必要となる[4)~7)]．本稿では，上口唇基底細胞癌のその部位的特性に基づいた治療戦略について実際の症例を振り返りながら概説したい．

上口唇の解剖

　上口唇は外鼻〜両側鼻唇溝〜上口唇縁で囲まれた範囲の部位を指す．また口腔内では遊離縁から口唇歯肉溝までの範囲が含まれる．

　上口唇は白唇部正中に皮膚の凹みである人中があり，赤唇正中には弧状のキューピット弓と尾側に凸の高まりである上唇結節が存在するなど，特徴的な3次元構造を有している．

　口唇の表面は，皮膚である白唇（white lip）から皮膚粘膜移行部となる赤唇（red lip, vermilion），そして粘膜である口唇粘膜に至る．皮膚である白唇では毛包をはじめとする皮膚付属器が存在し，男性では髭の発毛を見ることが多い．赤唇ではこ

* Fumiaki SHIMIZU，〒879-5593　由布市挾間町医大ケ丘 1-1　大分大学医学部附属病院形成外科，診療教授

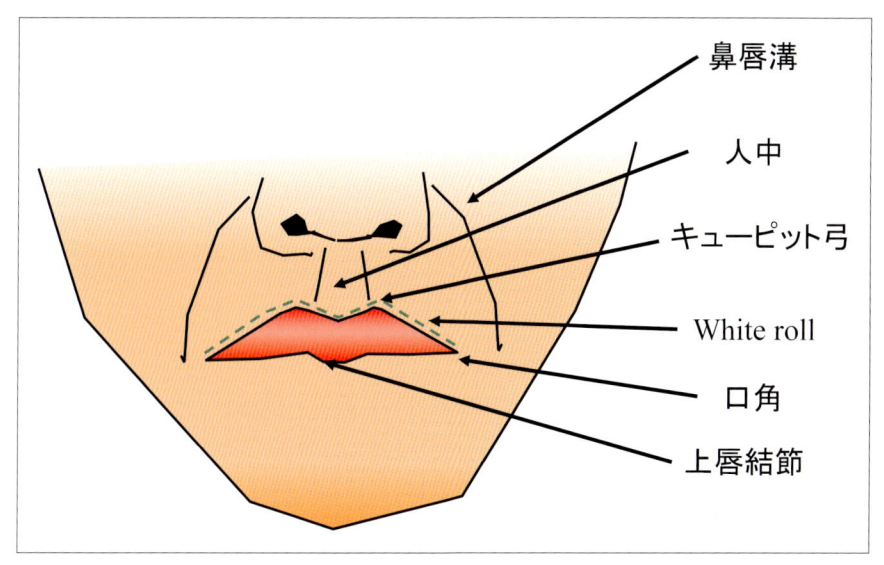

図 1. 上口唇の表面解剖

れら皮膚付属器は存在せず，それが白唇と赤唇との表面の質感の違いにつながっている．白唇と赤唇との境界には粘膜皮膚隆起(white roll)と称する隆起した線が存在する(図1)．

赤唇は組織学的には重層扁平上皮であり，錯角化扁平上皮である中間帯を経て非角化重層扁平上皮である粘膜に移行する．外表に常に露出している赤唇の部位を Dry lip と称し，Dry lip と中間体の間には組織学的皮膚粘膜境界線(red line)が存在する．この red line より口腔側の部位は常に湿潤した状態であり，Wet lip と呼ばれている．

上口唇は，皮膚，皮下脂肪，口輪筋，口腔粘膜の4層構造からなる．上口唇の栄養血管は顔面動脈の枝である上唇動脈で栄養されており，明確な伴走静脈はないとされている．

上口唇基底細胞癌の外科的切除戦略について

術前診断は，病歴，肉眼所見，ダーモスコピー所見，病理組織所見にて行う．基底細胞癌はダーモスコピーにて ① ulceration(潰瘍化)，② large bluegray ovoid nests(灰青色類円形大型胞巣)，③ multiple blue-gray globules(多発灰青色小球)，④ multiple leaflike areas(多発葉状領域)，⑤ spoke wheel areas(車軸状領域)，⑥ arborizing vessels(樹枝状血管)．これらの所見が1つでも見出された場合，BCC である確率は93〜100％と報告されている[8)9)]．

上口唇基底細胞癌の治療においては，前述の通り根治性が重要である一方，機能的・整容的に重要な部位であるため，オーバーサージャリーを避けて極力正常組織を温存することが重要となる．

そのため，原則として術前に腫瘍の一部を試験組織採取し，病理組織診断をつけてから切除範囲を決定する．病理組織検査では，病理組織診断名以外にも，基底細胞癌の組織型，深部への浸潤の深さ，神経浸潤の有無などの情報が得られるように組織採取することが重要となる．

基底細胞癌組織型の分類法は様々であるが，浸潤様式による下記のような分類が切除範囲決定に有用であり頻用されている[10)]．

1．結節型(nodular type)

境界明瞭な腫瘍巣で，辺縁の索状配列や裂隙形成が比較的よく認められる．

2．表在型(superficial type)

表皮から直接連続する浅在性の腫瘍巣を多中心性に認める．

3．浸潤型(infiltrative type)

腫瘍巣の辺縁形態が不整形で，鋸歯状や棘状を呈する．

4．斑状強皮症型(morpheic type)

不規則な索状の腫瘍巣が主体で，間質の強い線維化を伴うもの．硬化型(sclerotic type)と呼ばれ

表 1. 当科の上口唇基底細胞癌リスク分類

	低リスク	高リスク
腫瘍サイズ	6 mm 未満	6 mm 以上
再発歴	初発	再発
組織型	結節型，表在型	斑状強皮症型，浸潤型，微小結節型
神経周囲浸潤	なし	あり

るものもこの型に含まれる．

5．微小結節型(micronodular type)

毛球と同程度の小型の腫瘍巣が主体をなす．

上述の組織型のうち，斑状強皮症型，浸潤型，微小結節型などは浸潤傾向が強いことが多く，高リスク型として，十分な安全域を確保して切除する必要がある．原則としてサイズが 6 mm を超えるもの，再発例，組織型が前述の高リスク型，神経浸潤があるものなどは，再発の高リスク群とし，それ以外のものを低リスクと分けて切除範囲を決定する(表 1)．当施設では，低リスクでは 4 mm の切除マージンで切除することを基本とし，高リスクでは 5~10 mm マージンで切除する方法を原則としている．深部については，術前の病理組織を参考とし，浸潤している層からさらに下層の組織を含めて切除することを基本としている．具体的には，術前に皮下脂肪層までの浸潤が確認された場合は，下層の口輪筋まで含めて切除する．口輪筋下層まで浸潤している場合は，特に高リスクの組織型の場合は，下層の口腔粘膜まで含めた全層切除を行う方針が原則となる．再建を必要とする症例では，原則二期再建とし，術後病理組織検査にて断端陰性を確認してから再建を行う方針としている．

実際では，これらを基本方針として，実際の患者の年齢は全身状態などを考慮して切除計画を立てている．

上口唇基底細胞癌再建の戦略について

上口唇欠損サイズによる再建戦略を図に示す(図 2)．年齢などによって変わるが，原則として 25%幅までの上口唇欠損は，単純縫縮にて閉創しても機能的・整容的損失は少ないと考えている．

上口唇の 25~80%幅の欠損の場合は，局所皮弁による再建を基本としている．主に使用する皮弁としては，中央部の欠損であれば，口唇の交叉皮弁(cross lip flap，Abbe's flap など)や口唇進展皮弁(lip advancement flap)が多く用いられている．外側部の欠損であれば，口唇の交叉皮弁(cross lip flap，Estlander 法など)，鼻唇溝皮弁(nasolabial flap)，口唇進展皮弁(lip advancement flap)やその組み合わせなどが選択される．基底細胞癌では極めて稀な状況であるが，80%以上の上口唇の欠損であれば，両側の鼻唇溝皮弁(nasolabial flap)，口唇進展皮弁(lip advancement flap)，遊離皮弁やそれらの組み合わせなどが選択肢として挙げられる[11]~[13]．

上口唇再建においては，前述のごとく表面解剖のランドマークの位置がずれないように再建することが基本となる．腫瘍切除線が白唇と赤唇の境界を越える場合は，赤唇縁(vermilion border)や粘膜皮膚隆起(white roll)境界線に対して垂直に切開を加えると，瘢痕がきれいになりやすい．これらの境界線はボスミン®添加の局所麻酔注射などを行うとわかりにくくなるため，手術開始前に色素にてタトゥーなどを入れて目印を残しておくと有用である．

赤唇再建においては，Dry lip に Wet lip が混在すると，その部分だけ乾燥して痂皮が形成されたり，同部に口紅が塗りにくいなどの問題が生じやすいことがあるので注意が必要である．そのため口唇進展皮弁や口唇の交叉皮弁などで可能な限り残存した赤唇を用いて再建することを原則としているが，80%を超える症例などでは，それのみでは難しいため，口腔粘膜弁や舌弁を用いた再建を選択する．

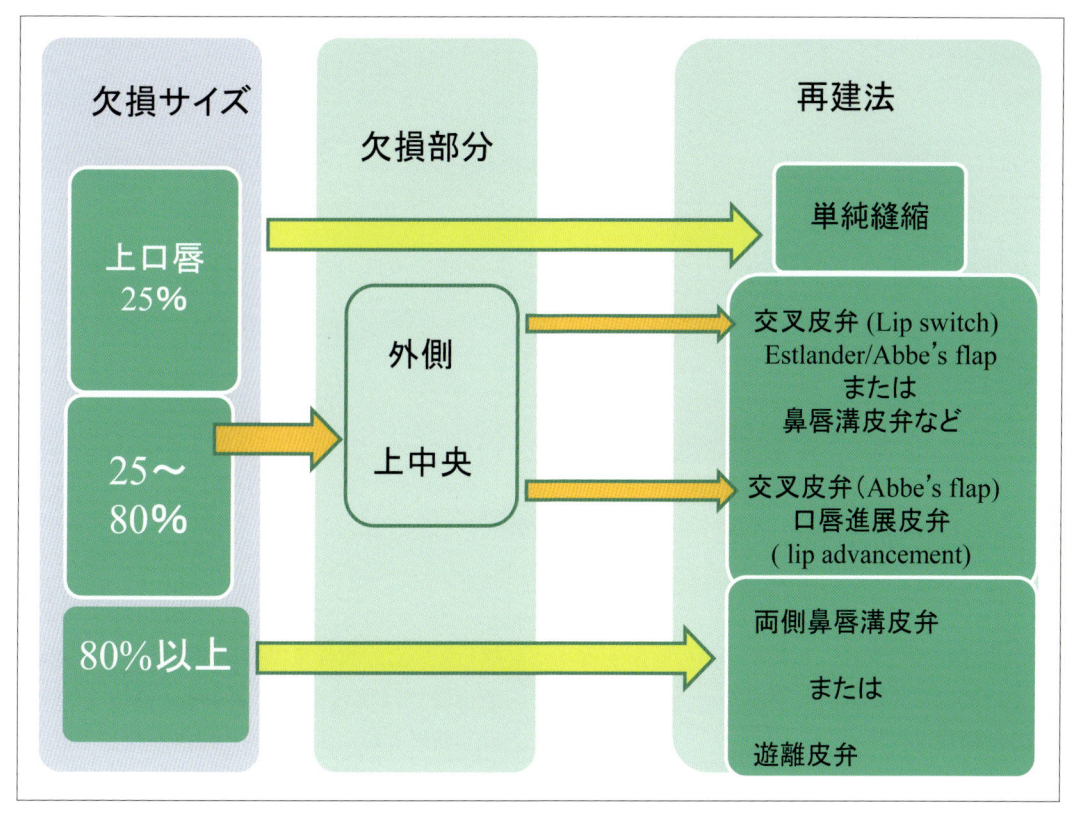

図 2. 当科の上口唇再建のアルゴリズム

1．単純縫縮

前述の通り，年齢部位により異なるが，上口唇25％幅までの欠損を適応とする．赤唇縁と white roll，red line をずれないように正確に縫合すること，皮膚，口輪筋，粘膜各層を正確に縫合することが重要である．

2．口唇進展皮弁

赤唇再建において，欠損に隣接した赤唇に上唇動脈を含んで挙上し前進させることで欠損を修復する方法である．皮膚側は white roll 上に，口腔側は上唇動脈を含む高さに皮切を加える．縫合する際は，単純縫縮と同様に，各境界線，各層をずれないように縫合することが求められる．

3．口唇の交叉皮弁

赤唇と白唇同時に再建できる有用な方法である．下唇動脈を茎として下口唇全層を上口唇に移植する．下唇動脈は伴走静脈がないため，粘膜側組織を十分に皮弁茎に残して，挙上することで十分な静脈還流を確保することが重要である．皮弁

移植後10～14日目を目安に皮弁を切離して移植を完了する．正中付近の欠損では，いわゆる Abbe's flap が有用であり，口角付近では Estlander 法による交叉皮弁が有用である．

4．その他の局所皮弁

前述の方法以外での皮弁採取部としては，頬部からの皮弁移植を選択することが多い．特に鼻唇溝部はドナーの傷あとが目立ちにくいため，いわゆる鼻唇溝皮弁（nasolabial flap）が多く用いられている．頬粘膜を含めて，全層で挙上することも可能で，大きい上口唇全層欠損の再建も可能である．

代表症例

＜症　例＞

69 歳，女性

＜現病歴＞

5 年前より右上口唇に黒色皮膚隆起が出現し徐々に増大してきたため当院受診となった．外来

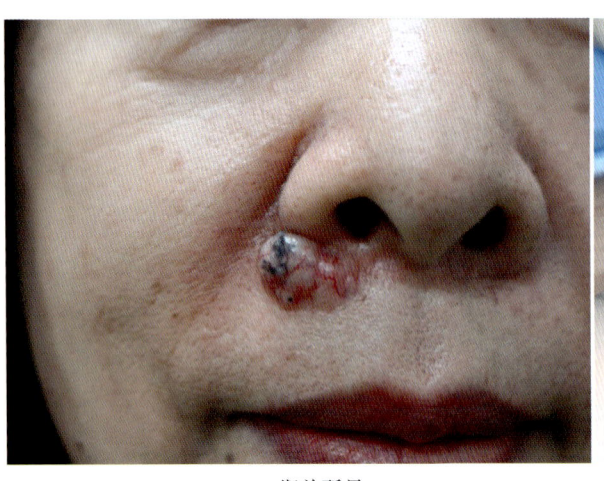

a．術前所見

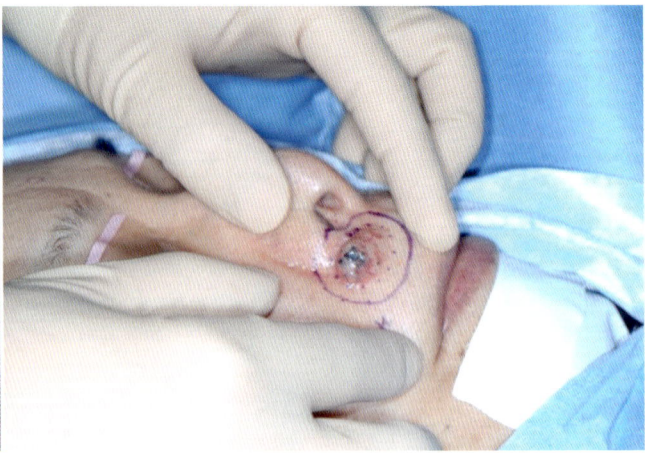

b．切除デザイン

図 3．理学所見

で行った病理組織検査にて基底細胞癌の診断を得た．切除目的にて当院入院となった．

＜初診時所見＞

右上口唇～右鼻孔にかけて 19×12 mm の皮膚隆起を認めた．表面に毛細血管拡張を認め，辺縁に黒色の色素沈着を認めた（図3）．

＜術前病理組織所見＞

表皮に連続して，好塩基性の細胞の増殖を認める．腫瘍は大小の蜂巣を形成しながら筋層まで増殖している．核蜂巣では核の大小不同を認め，蜂巣辺縁では柵状配列を認める．採取した組織では，筋層にまで及ぶ腫瘍浸潤が確認された．

＜術前病理組織診断＞

基底細胞癌　結節型

＜切除方針＞

病理組織型は結節型であり，低リスク型と判断されるが，腫瘍サイズが 10 mm 以上と大きいため，高リスクとして切除計画を立てた．そのため，横方向の切除マージンは 6 mm 確保した．術前の病理組織検査にて筋層までの腫瘍浸潤を認めた．そのため，口輪筋ほぼ全層を含め，口腔粘膜を温存する切除計画を立てた．実際の 1 回目の手術では，局所麻酔下にて，前述の計画通り切除し，欠損部は人工真皮を貼付して終了した（図3）．

＜術後病理組織所見＞

表皮に連続して，好塩基性の細胞の増殖を認める．腫瘍は大小の蜂巣を形成しながら筋層まで増殖している．核蜂巣では核の大小不同を認め，蜂巣辺縁では柵状配列を認める．採取した組織では，筋層下層にまでの腫瘍浸潤が確認された．側方断端は陰性だが，下床断端は取り切れているが安全域は 1 mm 未満であり不十分であった（図4）．

＜術後病理組織診断＞

基底細胞癌　結節型

＜2 回目切除計画＞

術後病理組織では，側方は十分な安全域が確保されて切除されていたが，下床断端がぎりぎりであった．そのため，2 回目の手術は再建を行うこととしたが，安全域を確保するため，追加で下床の粘膜を追加切除し，全層欠損としたのちに再建することとした．

2 回目手術は 1 回目手術 14 日目に，全身麻酔下にて行うこととした．今回の欠損では，赤唇は温存されていたが外側の白唇が 40％程度の全層欠損となった．そのため，再建方法として鼻唇溝皮弁を計画した．本皮弁を頬粘膜を含めて全層で挙上した．皮弁が鼻唇溝を横切ると整容的に違和感が出るため，島状皮弁にて挙上して，皮弁が Aesthetic unit を横切らないようにした．皮弁を 90°横転移動して欠損の再建を行った．皮弁採取部は，鼻唇溝～鼻翼縁に傷跡が一致するように縫合閉鎖した．本症例では右鼻翼が 4 mm 幅で全層欠損していた．同部位に対しては，皮弁や複合組織移植は行わずに，鼻翼全層を下方に進展させて左

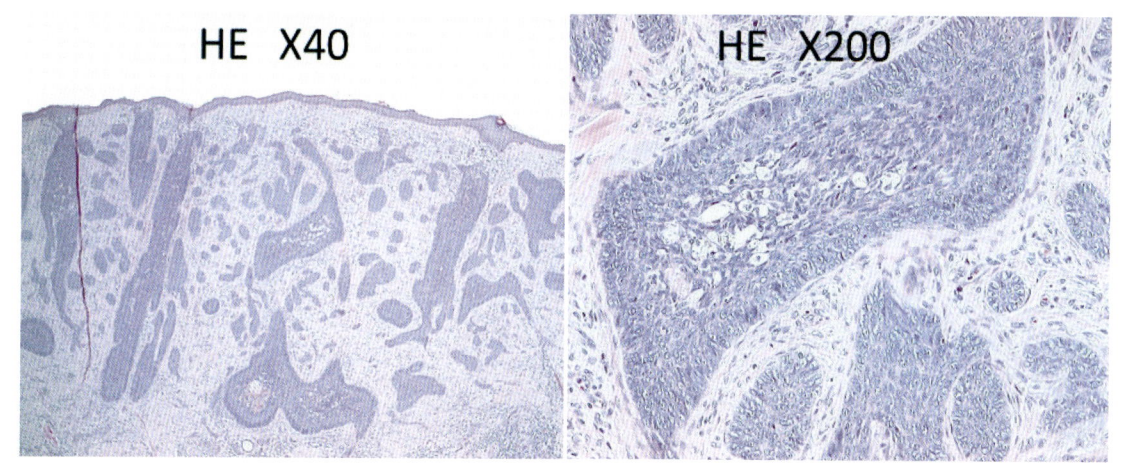

a．HE 染色×40　　　　　　b．HE 染色×200

図 4．術後病理組織所見

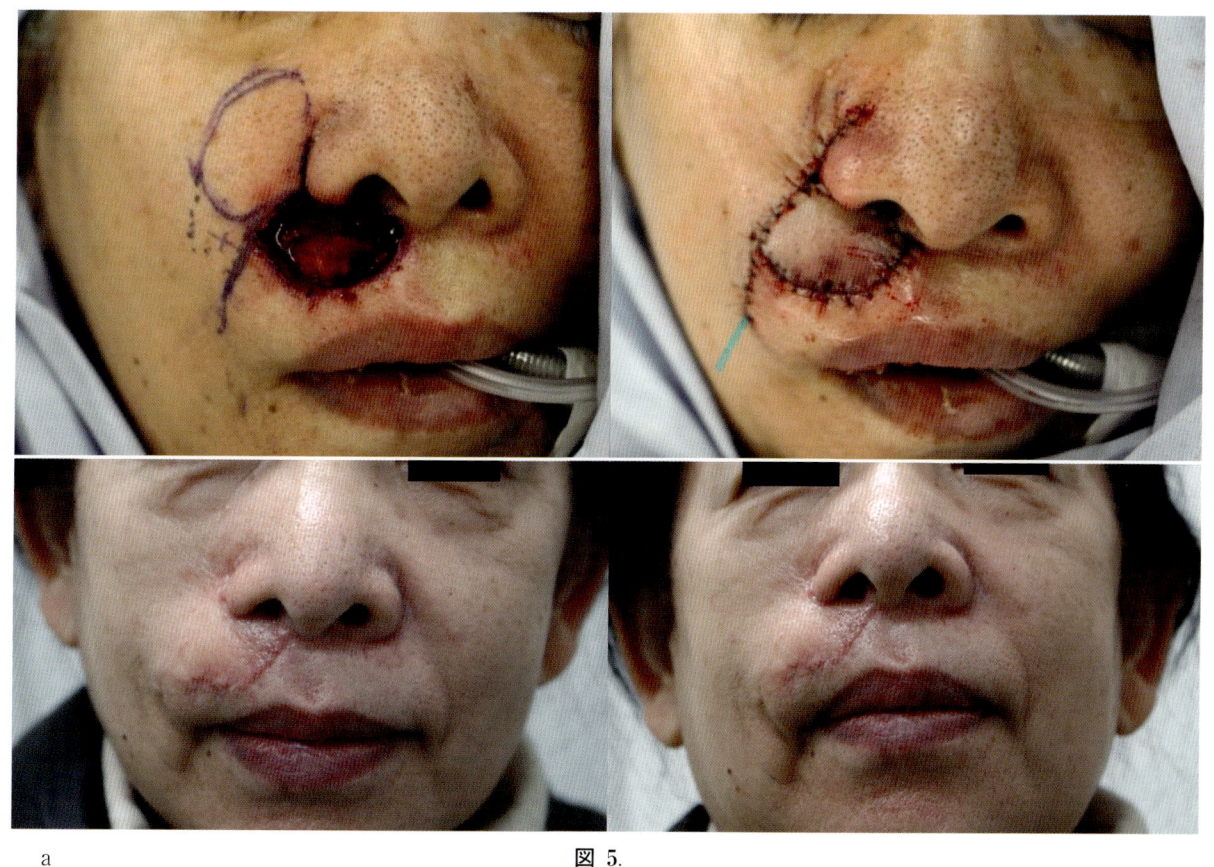

$\frac{a}{b}$

図 5.
a：2回目手術所見　　　b：術後所見

鼻翼基部と対照となる位置に移動させて，移植した皮弁に縫合固定した(図5)．

＜術後所見＞

術後追加切除した口腔粘膜からは，術後病理検査にて腫瘍細胞は検出されなかった．

皮弁は全生着した．

現在術後1年経過したが，再発は認めていない．鼻翼形態の軽度の左右差，上口唇皮弁縁の瘢痕が一部明瞭となっているが，現在のところ修正希望などはない(図5)．

参考文献

1) Thissen, M. R., et al.：A systematic review of treatment modalities for primary basal cell carcinomas. Arch Dermatol. **135**：1177-1183, 1999.

2) Kuijpers, D. I., et al.：Surgical excision versus curettage plus cryosurgery in the treatment of basal cell carcinoma. Dermatol Surg. **33**：579-587, 2007.

3) Uglesic, V., et al.：Combined Karapandzic-Abbé/Estlander/Stein flap for subtotal and total lower lip reconstruction. J Plast Reconstr Aesthet Surg. **72**(3)：484-490, 2019.

4) Wang, S., et al.：Reconstruction of a subtotal upper lip defect with a facial artery musculomucosal flap, kite flap, and radial forearm free flap：a case report. World J Surg Oncol. **16**(1)：194, 2018.

5) Kwon, S. H., et al.：Use of social media and an online survey to discuss complex reconstructive surgery：A case of upper lip reconstruction with 402 responses from International Microsurgeons. J Reconstr Microsurg. **34**(6)：413-419, 2018.

6) Teemul, T. A., et al.：The versatility of the Kara-pandzic flap：A review of 65 cases with patient-reported outcomes. J Craniomaxillofac Surg. **45**(2)：325-329, 2017.

7) Chen, P., Vinciullo, C.：Repair of a large central upper lip defect. Dermatol Surg. **44**(5)：726-729, 2018.

8) 高木裕子ほか：ダーモスコピーによる基底細胞癌診断基準の日本人患者における有用性の検討. 日皮会誌. **116**：2234-2236, 2006.

9) 楊　達ほか：基底細胞癌におけるデルマトスコピー所見の検討. 日皮会誌. **108**：1249-1256, 1998.

10) Takenouchi, T., et al.：Factors influencing the linear depth of invasion of primary basal cell carcinoma. Dermatol Surg. **27**：393-396, 2001.

11) Zelken, J. A., et al.：Nasolabial and forehead flap reconstruction of contiguous alar-upper lip defects. J Plast Reconstr Aesthet Surg. **70**(3)：330-335, 2017.

12) Redondo, P.：Repair of a large defect of the upper lip. Dermatol Surg. **40**(5)：576-579, 2014.

13) Matteini, C., et al.：Lip reconstruction with local m-shaped composite flap. J Craniofac Surg. **21**(1)：225-228, 2010.

PEPARS No.152：59-63, 2019

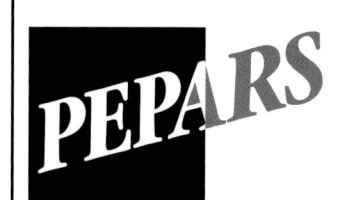

◆特集／皮膚悪性腫瘍はこう手術する—Oncoplastic Surgery の実際—

下口唇の有棘細胞癌

林　利彦[*1]　山本有平[*2]

Key Words：下口唇(lower lip)，有棘細胞癌(squamous cell carcinoma)，腫瘍切除(tumor excision)，再建(reconstructive surgery)，リンパ流(lymph drainage)

Abstract

① 悪性腫瘍の外科治療に際しては腫瘍制御が最も優先される．

② 下口唇の有棘細胞癌における切除後の再建では機能性と整容性について深く考慮すべきである．

③ 術前のリンパ節転移検索や術後経過観察においても下口唇のリンパ流を考慮に入れて慎重に行うことが重要である．

はじめに

下口唇の再建法を選択する場合，欠損サイズは重要な選択因子である．また，腫瘍学的な立場からは有棘細胞癌の悪性度，浸潤度やリンパ流を含むリンパ節への転移の有無などについて考慮することも重要である．そこで，下口唇の有棘細胞癌の治療を考える時に注意すべき項目として，1)腫瘍切除の再建は1期的に行うべきか，2)単純縫縮，局所皮弁，遊離皮弁の選択について，3)下口唇の特異的なリンパ流を考慮に入れた術前検索や術後経過観察の重要性を中心に述べる．最後に1症例を提示して解説する．

術前検査

腫瘍の広範囲切除を施行する前に生検による病理診断は必須である．そして視診，触診やエコー，CT，MRI などの画像検索をもとに腫瘍の浸潤度を予測して適切な切除範囲を決定する．また遠隔転移の有無によっては患者の生命予後との関係を十分に考慮して手術の適応について検討する．

腫瘍切除

皮膚悪性腫瘍診療ガイドラインでは腫瘍径，分化度や部位に応じて最低限 4 mm 離して切除することになっている[1]．ただし口唇などのハイリスク領域(頭部，耳，眼瞼，鼻，耳，口唇)では6〜10 mm 離して切除する．また，術前評価によって筋肉への浸潤を認める場合や，腫瘍が皮膚から口腔粘膜側に広範囲に浸潤している場合は，下口唇を全層で切除することを検討する．

再建する時期については，可能であれば腫瘍切除後に原発部位に腫瘍組織の残存がないことを病理学的に確認して二期的に再建術を施行することが理想である．しかし，下口唇の全層欠損の場合は，再建手術までの期間の食事などの管理が問題となるため欠損サイズによっては術中迅速病理診断で腫瘍の残存の有無を確認することで，再発リスクの低減を可能な限り図りながら一期的に再建を行うこともある．

[*1] Toshihiko HAYASHI, 〒060-8638　札幌市北区北15条西7丁目　北海道大学病院形成外科，客員臨床教授／同大学大学院歯学研究院，准教授

[*2] Yuhei YAMAMOTO, 同大学医学部形成外科，教授

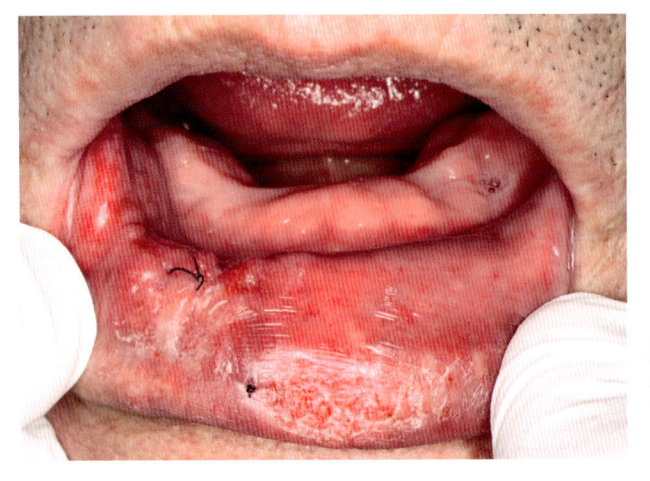

図 1.
術前の状態
下口唇に潰瘍を伴う腫瘍を認める.

下口唇のリンパ流

　下口唇のリンパ流は，オトガイ下リンパ節から顎下リンパ節あるいは直接的に顎下リンパ節に流れる強い傾向がある[2]．故に，術前検査や術後の経過観察において，オトガイ下リンパ節や顎下リンパ節に対して十分に注意することは重要である.

　また，長径 2 cm を超える有棘細胞癌であって，臨床的に所属リンパ節の腫大が確認されていない場合にセンチネルリンパ節生検を算定することができる．下口唇腫瘍ではセンチネルリンパ節は顎下リンパ節である可能性が高いので，リンパ節生検時の顔面動脈等の損傷などが，再建時の局所皮弁の血流にも影響する場合があるので十分に注意する.

再建法

　再建法を選択する場合は，水平方向の欠損サイズだけではなく，垂直方向の欠損サイズや口角欠損の有無などを評価することが必須である.

1．単純縫縮

　欠損の横径が 1/3 以下であれば選択肢となる．ただし，垂直方向の欠損サイズによってはデザインに工夫を要する.

2．局所皮弁

　各種の皮弁再建法が過去に報告されている．代表的な皮弁として Estlander 法[3]，Gillies fan flap[4]，両側交叉口唇弁[5]，オトガイ部 VY 伸展皮弁[6]など各種の皮弁が報告されている．我々の施設では，

欠損サイズの横径によって Estlander 法，両側交叉口唇弁を選択することが多いが，下口唇の全幅欠損だが欠損高径が 2 cm 未満の症例ではオトガイ部 VY 伸展皮弁を利用することもある.

3．遊離皮弁

　下口唇の欠損横径が全幅に近く，欠損高径も大きい場合は遊離前腕皮弁を用いて再建する．特に口角を含む症例では長掌筋を用いた動的再建を行い流涎を予防している.

症　例

＜年齢・性別＞

　66 歳，男性

＜現病歴＞

　10 年前に下口唇に生じた表在性の粘膜病変を切除したところ carcinoma *in situ* と病理診断された．今回，右下口唇の瘢痕組織内に肉芽腫様の病変が生じ，部分生検したところ有棘細胞癌であった．そこで広範囲切除と再建術が計画された.

＜既往歴＞

　大動脈弁閉鎖不全症，脳梗塞

＜治療経過＞

　● 術前検査（視診，触診，画像検査）

　視診では病変は下口唇の赤唇より口腔粘膜側に広がり，辺縁は不明瞭であった（図 1）．病変部の触診では，瘢痕様の硬結が深部まで及んでいたが，頸部リンパ節の腫大は認めなかった．CT と頸部エコーによる画像検査の結果，リンパ節転移や遠隔転移の所見は認めなかった.

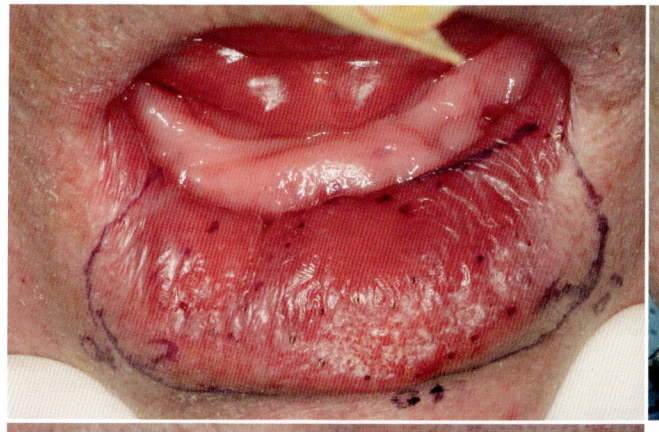 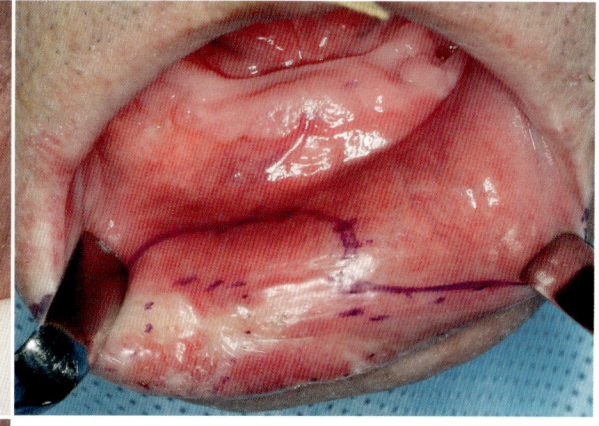

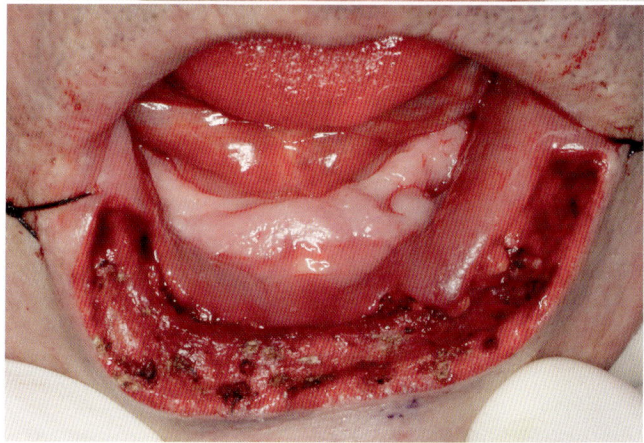

a | b
c

図 2.
a ：切除デザイン（皮膚側）
b ：切除デザイン（口腔粘膜側）
c ：腫瘍広範囲切除後

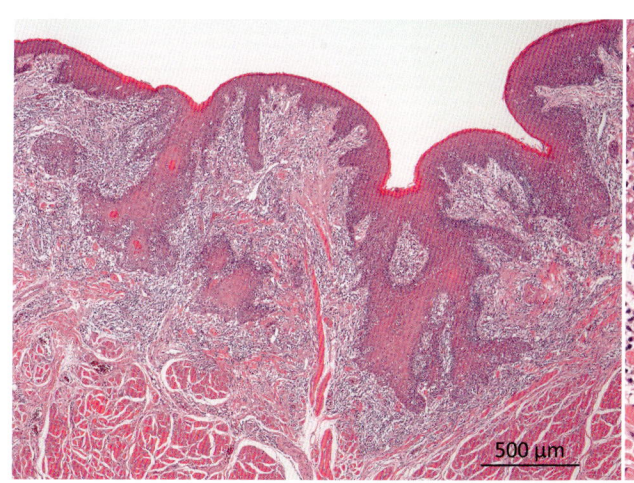

500 µm

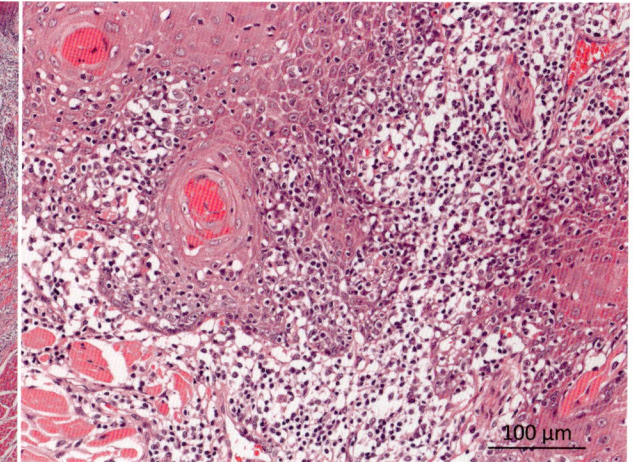

100 µm

　　　ａ．弱拡大　　　　　　　　　　　　　　　　　　　ｂ．強拡大

図 3.

●治療（広範囲腫瘍切除）

　腫瘍サイズは大きいが，腫瘍辺縁が不明瞭で
あったため広範囲切除後に腫瘍の残存がないこと
を病理診断で確認して二期的に再建する計画とし
た．肉眼的腫瘍辺縁より 1 cm 離し，一部口輪筋
を含めて全層で切除した（図 2）．

●病理所見（図 3）

　腫瘍は表層から索状に浸潤増殖し，一部は胞巣
状に増殖している．胞巣の中央部には角質球の形
成が見られる．腫瘍細胞は異型が軽度な高分化型
の扁平上皮癌である．腫瘍断端は陰性．

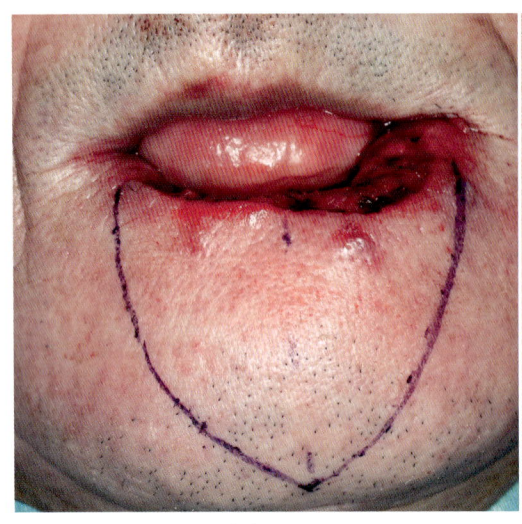
a．皮弁デザイン

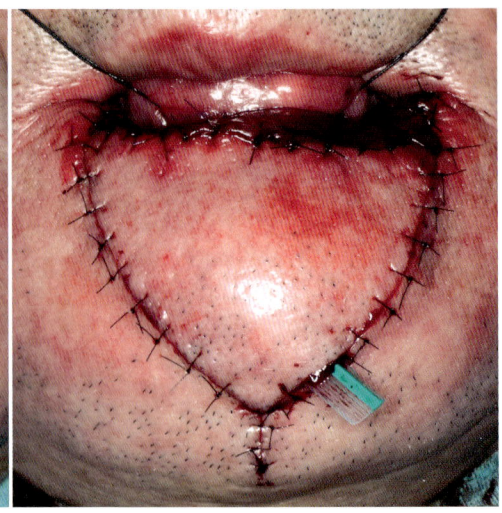
b．皮弁縫合後．赤唇は舌弁で再建

図 4.

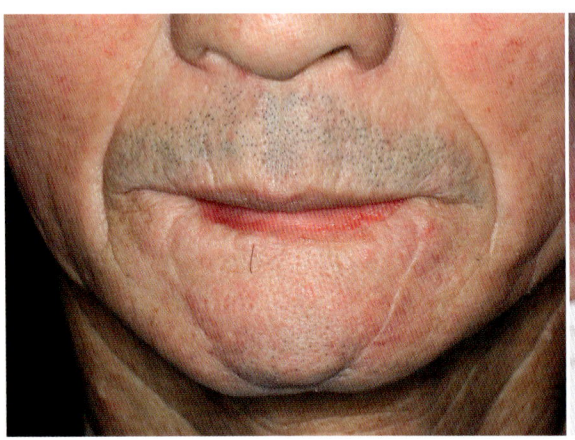
a．術後 3 年の状態

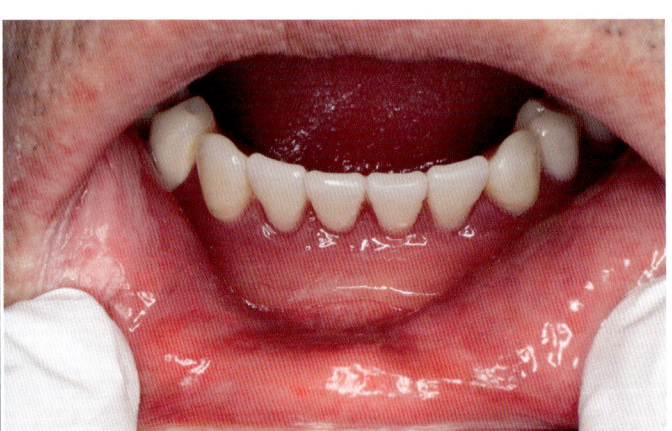
b．義歯の装着が可能

図 5.

● 治療（皮弁再建）

　二期的に腫瘍断端が陰性であることを確認して再建を施行した．欠損は下口唇の全幅に及ぶが，欠損の高径は 2 cm 未満であったので，オトガイ部 VY 伸展皮弁で再建した（図 4-a）．皮弁を両側の口輪筋を茎として挙上し，頭側に移動して固定した（図 4-b）．無歯顎患者であったので赤唇は舌弁を利用して再建した．舌弁は 2 週後に切り離した．

● 治療（経過観察）

　術後 3 年を経過して再発や転移を認めない．
　食事時に流涎や開口障害も認めず，患者さんも整容的に満足している（図 5-a）．十分な深さの口腔前庭があり義歯の装着も可能である（図 5-b）．

結　語

　下口唇の有棘細胞癌における治療の考え方で重要な点は，術前から腫瘍学的な見方および再建学的な観点の両方から十分に検討された治療計画に基づいて行い，術後も慎重な経過観察が必要である．

参考文献

1) 日本皮膚科学会（編），日本皮膚悪性腫瘍学会（編）：皮膚悪性腫瘍診療ガイドライン．第 2 版．pp46-47，金原出版，2015．

2) Hayashi, T., et al. : Dominant lymph drainage in the facial region : evaluation of lymph nodes of facial melanoma patients. Int J Clin Oncol. **17**(4) : 330–335, 2012.

3) Estlander, J. A. : Eine Methode aus der einen Lippe Substanzverluste der anderenzu ersetzen. Arch Klin Chir. **14** : 622–626, 1872.

4) Gillies, H., Millard, D. R. Jr. : The principle and art of plastic surgery. pp507–515, Little, Brown & Co, Boston, 1957.

5) Bowers, D. G. : Double cross-lip flaps for lower lip reconstruction. Plast Reconstr Surg. **47** : 209–214, 1971.

6) Yano, K., et al. : Combined tongue flap and V-Y advancement flap for lower lip defect. Br J Plast Surg. **58** : 258–262, 2005.

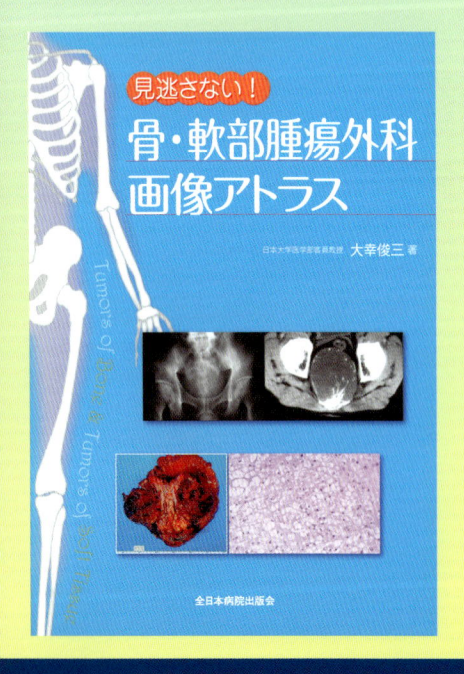
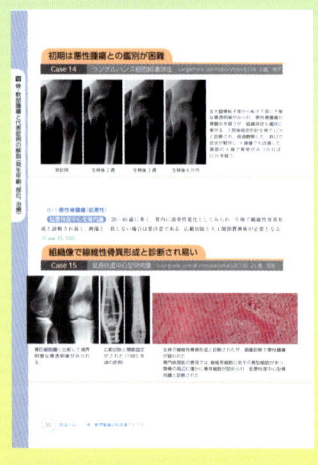
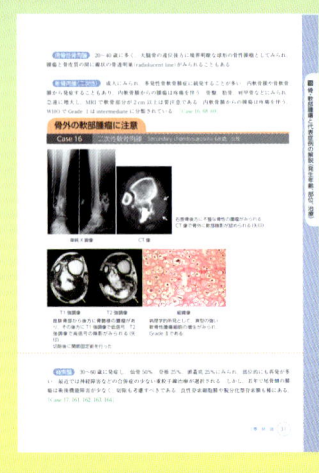

PEPARS　No.152：65-70, 2019

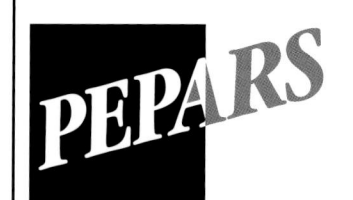

◆特集／皮膚悪性腫瘍はこう手術する―Oncoplastic Surgery の実際―

外陰部パジェット病

橋本　一郎*

Key Words：原発性(一次性)乳房外パジェット病(primary extramammary Paget's disease)，続発性(二次性)乳房外パジェット病(secondary extramammary Paget's disease)，パジェット現象(pagetoid phenomenon)，mapping biopsy，内陰部動脈穿通枝皮弁(internal pudendal artery perforator flap；iPap flap)

Abstract　乳房外パジェット病は外陰部に生じることが多く外陰部パジェット病と呼ばれるが，腋窩，肛門，臍周囲にも同時に生じることがある．皮膚に隣接する臓器の癌が上皮内を移動して表皮へ到達し，表皮内癌の所見を呈する病態は，続発性(二次性)乳房外パジェット病と呼ばれ，原発性のものとは病態が違う．外陰部パジェット病が疑われる皮疹は生検を行い，粘膜側は専門領域科で病変の広がりを術前に確認する．浸潤癌の精査を行い，境界が不明瞭な部分では mapping biopsy を行う．切除術では生検結果を参考に切除マージンを設定して，皮膚付属器の完全切除のために脂肪組織の深部で切除する．外尿道口，腟入口部，肛門では機能温存が可能な範囲で粘膜切除を行い迅速病理診断で断端陰性を確認する．断端陰性が得られない場合や浸潤癌では，括約筋切除，人工肛門，尿路変更などを考える．再建手術では肛門や女性の外尿道口に切除縁が及ぶ，あるいは近い場合には，拘縮や機能喪失を避けるために適切な厚みをもつ皮弁移植術を考慮する．

外陰部パジェット病について

1．特徴と概念

　乳房外パジェット病は外陰部に生じることが最も多く外陰部パジェット病と呼ばれるが，腋窩，肛門，臍周囲にも生じ，多発することもある．外陰部(乳房外)パジェット病は組織学的には，特徴を有するパジェット細胞が単一および胞巣状に表皮内に増殖する皮膚悪性腫瘍である．乳房パジェット病が下床の乳腺組織内に乳癌を伴って，その乳癌が乳管から乳頭・乳輪に広がったものであるのに対して，外陰部(乳房外)パジェット病は深部に癌組織を伴わない表皮内癌である．このような病態が原発性(一次性)乳房外パジェット病と言われるのに対して，皮膚に隣接する臓器の癌が上皮内を移動して表皮へ到達し，表皮内癌の所見

を呈する病態は，続発性(二次性)乳房外パジェット病またはパジェット現象と呼ばれる．外尿道口，腟周囲部，肛門周囲にパジェット病変を認める場合にはそれぞれ膀胱癌，子宮癌・腟癌，直腸肛門癌などが皮膚へ浸潤したために生じる続発性乳房外パジェット病も考えて，膀胱鏡，子宮鏡，直腸肛門鏡などによる精査を行う必要がある．原発性乳房外パジェット病と続発性乳房外パジェット病では治療方針と予後が全く異なってくるため両者を鑑別することは重要である．

2．臨床症状

　外陰部パジェット病は軽微な脱色素斑として発症し，境界不明瞭な紅斑となり，やがて浸潤やびらんを伴うようになる．自覚症状として軽度のかゆみを訴えることがあり，浸潤やびらんを伴わない初期には肉眼のみでは湿疹との鑑別が難しい．特に外陰部に生じるものでは，生理的色素沈着があることに加えて乾燥しにくい部位であることから，皮膚側と粘膜側ともに病変の境界がしばしば

*　Ichiro HASHIMOTO，〒770-8503　徳島市蔵本町 3-18-15　徳島大学医学部形成外科学，教授

不明瞭である．進行した場合には，病変の一部が
隆起して，局面内に硬い浸潤や結節を生じるように
なる．この部位では浸潤癌に進行していること
が強く疑われる．また，前述のように，本症は同
時期に多発することがあるため診断の際にはすべ
ての好発部位を調べることが必要である．

3. 生 検

診断確定のために病変部の生検を行う．病変の
境界が不明瞭な症例において切除範囲を決定する
ためには，mapping biopsy によって病変の広がり
を把握する．特に粘膜への腫瘍の進展を肉眼で確
定することは困難であるため，腫瘍が外尿道口，腟，
肛門に近接する場合には，粘膜への浸潤と続発性
(二次性)乳房外パジェット病の有無を診るために，
各臓器専門科に診察と生検を依頼する必要がある．

4. 治療方針

A. 切除範囲

外陰部パジェット病では病変が表皮内にとどま
り境界が明瞭な部分では 1 cm 程度，境界不明瞭
な部分では 3 cm 程度の切除範囲が推奨されてい
る[1]．境界が不明瞭な症例では前述のように map-
ping biopsy を行う[2]．腫瘍細胞の真皮内浸潤が見
られる症例での切除マージンは現状では確立され
ていない．

深部の切除範囲については病変が表皮内のみに
とどまる症例では皮膚付属器を完全に含めて皮下
脂肪層深部で切除する．真皮内への腫瘍細胞の浸
潤がみられる症例では，リンパ管への浸潤の可能
性を考慮して筋膜レベルでの切除が推奨される．

尿道粘膜や直腸・肛門粘膜側では，機能的な損
失を出来るだけ避けるために，腫瘍断端から十分
な正常粘膜をつけなくても術中迅速検査等で断端
陰性が確認できればよい．粘膜側に十分なマージ
ンが取れなかった症例では術後経過観察を厳重に
行う．外尿道口粘膜での生検で腫瘍陰性の場合で
も，腫瘍からなるべくマージンをつけて切除を行
うためには，粘膜を引き出しながら粘膜下で尿道
内まで剝離していき，引き出した粘膜を切断し，
新しい外尿道口粘膜を尿道内の粘膜で作成する．
また，外尿道口の生検で腫瘍が陽性の場合でも，

外尿道口温存に対する患者の希望が強い場合に
は，同様の処置を行い切除断端が迅速病理診断で
腫瘍陰性であれば，外尿道口を温存できる可能性
がある．肛門や腟の粘膜も浸潤癌でなければ，可
及的に括約筋を温存しながら粘膜切除を行うこと
ができる．浸潤癌の場合に切除は深層の括約筋を
含めた全層に及ぶために，人工肛門や尿路変更が
必要となる．

B. リンパ節郭清

外陰部パジェット病に対する予防的リンパ節郭
清は腫瘍が上皮内にとどまる場合には不要とされ
る．真皮内への浸潤が見られる症例では最近はセ
ンチネルリンパ節生検が行われるようになってい
る．ただし，一部に隆起を認める浸潤病変におい
て，センチネルリンパ節生検を行う際には以下の
問題点が指摘されている．1)Tracer を病巣の周囲
に注射すると広範囲になるため腫瘍部のリンパ流
を見ているのか不明である．2)腫瘍部に注射する
と病巣内への注射になる．3)骨盤内にセンチネル
リンパ節が存在する場合の対処が困難である．

リンパ節に腫脹が見られる場合には，炎症性の
腫脹か転移病変であるのか超音波検査やセンチネ
ルリンパ節生検等で検査することも有用である．
超音波検査ではリンパ節の内部構造や大きさ，形
態などにより転移を診断できることがある．外陰
部において片側性のリンパ節転移と判断できる場
合にはリンパ節郭清を行う．外陰部はリンパ流が
極めて発達しているため，腫瘍性病変が外陰部中
央にあれば，片側のみのリンパ節腫大であっても
対側のリンパ節郭清も検討する．外陰部パジェッ
ト病で両側のリンパ節転移が見られる症例では予
後が極めて悪いとされ，リンパ節郭清を行っても
根治は難しいとされている[3]．外陰部パジェット
病では病巣とリンパ節が近いため，リンパ節郭清
では両者を一塊として切除するのが望ましい．

C. 再建手術

外陰部パジェット病では病変が広いため，特に
女性では切除後の欠損は縫縮できないことが多
い．再建方法には植皮術，皮弁移植術，そして両
者の組み合わせがあるが，形態と機能に十分に配

慮する必要がある．皮膚の広範囲欠損で皮下脂肪組織が残る場合には分層植皮術のよい適応となる．

男性外陰部では精巣筋膜や深陰茎筋膜が温存されることが多いため分層植皮術が可能であり術後の機能障害も認めにくい．女性外陰部の病巣切除後に外尿道口や腟前庭部が露出した場合や肛門粘膜病巣の腫瘍切除後に植皮術を行うと，術後の拘縮により粘膜の露出や狭窄が生じる可能性がある．このため，皮下脂肪組織が残存した場合でもこれらの部位では皮弁移植術を考慮する[4]．使用される皮弁には内陰部動脈穿通枝皮弁[5]，前外側大腿皮弁，薄筋皮弁，後大腿皮弁，腹直筋皮弁などがある．粘膜縫合部では薄い皮弁が適していることや bulky な皮弁では排尿を妨げることなどを考慮して，皮弁の選択を行う．

周術期管理では，外陰部・腋窩部の両部位でそれぞれ股関節と肩関節の適度な固定による創部の安静が重要である．外陰部で創部が肛門に近い場合には，創汚染を避けるために術前の経口腸管洗浄剤投与や術後の排便管理システム使用により便のコントロールを行う．

症 例

＜症 例＞
75 歳，女性
＜現病歴＞
約 6 か月前から肛門周囲に皮膚の爛れに気づき近医内科を受診したところ，抗真菌薬を処方されて経過を見ていた．改善しないため近医皮膚科を受診し，乳房外パジェット病を疑われて当院皮膚

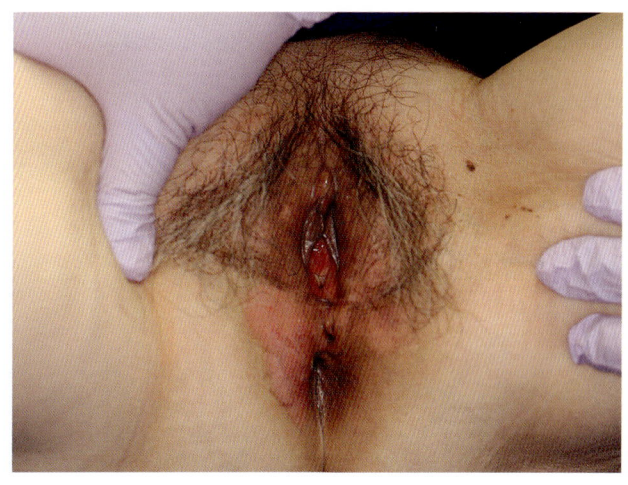

図 1．当科初診時現症
外陰部の皮疹の広がりを示す．

科を紹介された．皮膚科での生検により，乳房外パジェット病と診断され，手術目的に形成外科を紹介された．
＜既往歴＞
特別なことはない．
＜現 症＞
外陰部に紅色局面と白斑を認めた(図1)．皮疹は右側大陰唇から腟前庭と肛門にかけて広がり，正常皮膚・粘膜との境界は不明瞭であった．同部紅色局面内の一部にびらんを認めたが腫瘤形成はなかった．左側大陰唇にはびらんを伴わない境界不明瞭な白斑様局面を認めた．
＜病理所見＞
当院皮膚科で右側大陰唇部の紅色局面よりパンチ生検が行われた．病理標本 HE 染色では表皮内に大型の核を有する異型細胞が胞巣状あるいは孤立性に増殖していた(図2)．PAS 染色では腫瘍細

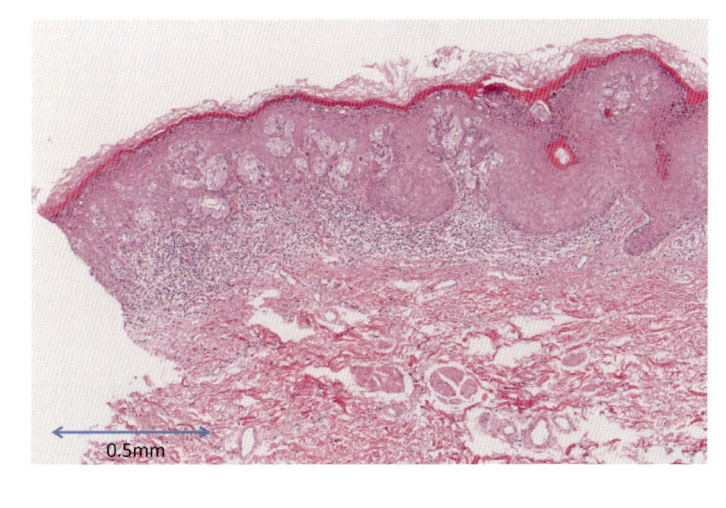

0.5mm

図 2．
病理標本 HE 染色
表皮内の腫瘍細胞と真皮上層の炎症性
リンパ球浸潤を認める．

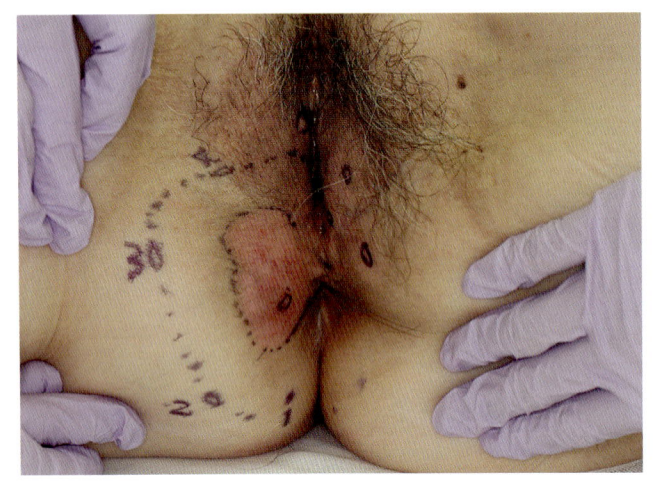

図 3. 術前の生検

胞の広い細胞質は PAS 反応陽性であった．皮下への浸潤は認められなかった．以上の所見より乳房外パジェット病と診断した．

＜手術計画のための生検と結果・評価＞

① 右側 mapping biopsy，浸潤を見るための生検，左側皮疹からの生検（図3）

右側大陰唇周囲の病変の境界は不明瞭であったため，皮疹より外側へ 2 cm 離した部位で 5 か所の mapping biopsy を行った．さらに，紅色局面の中央部のやや厚みのある部分で浸潤の有無を調べるために 1 か所の生検，左側大陰唇周囲の白斑と陰核部右側の白斑から生検を行った．

その結果，局面の厚みのある部分では腫瘍細胞の真皮への浸潤は明らかではなかった．右大陰唇部の皮疹から 2 cm 離した部位は全て腫瘍細胞は

陰性であったが，左側大陰唇周囲と陰核部右側の白斑部では腫瘍細胞が表皮内に確認された．

② 左側 mapping biopsy

左側大陰唇にも乳房外パジェット病が広がっていることが判明したため，白斑の境界から 2 cm 離れた部位から肛門周囲皮膚を含めて mapping biopsy を行った．その結果，mapping biopsy を行った部位では全て，腫瘍細胞は陰性であった．

③ 泌尿器科での生検

泌尿器科で膀胱鏡を行い，外尿道口から内尿道口に発赤が見られたため尿細胞診，尿道と外尿道部から生検を行った．その結果では，全ての部位で腫瘍細胞は見られなかった．

④ 婦人科での生検

腟内には異常は見られず，腟入口部の 3，6，9 時の部位から生検を行った．その結果では，全ての部位で腫瘍細胞は見られなかった．

⑤ 消化器外科・内科での検査

直腸診，肛門鏡で異常を認めず，内視鏡でも大腸に異常は見られなかったために，生検は行われなかった．

＜切除・再建手術＞

上記の生検の結果，皮膚側では紅色局面から 2 cm 離して腫瘍陰性の点を切除線として結んだ．腟前庭と外尿道口を温存して，小陰唇よりさらに粘膜側の腟入口部の生検部を結んで切開線とした（図 4-a）．肛門部でも生検部を基準に切開線を決

a｜b

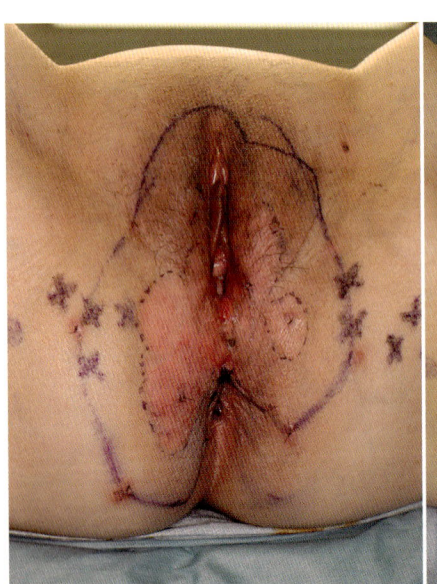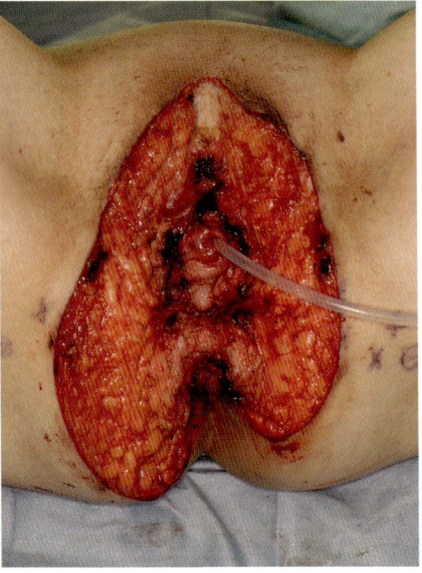

図 4.
手術の切除デザインと切除後の欠損

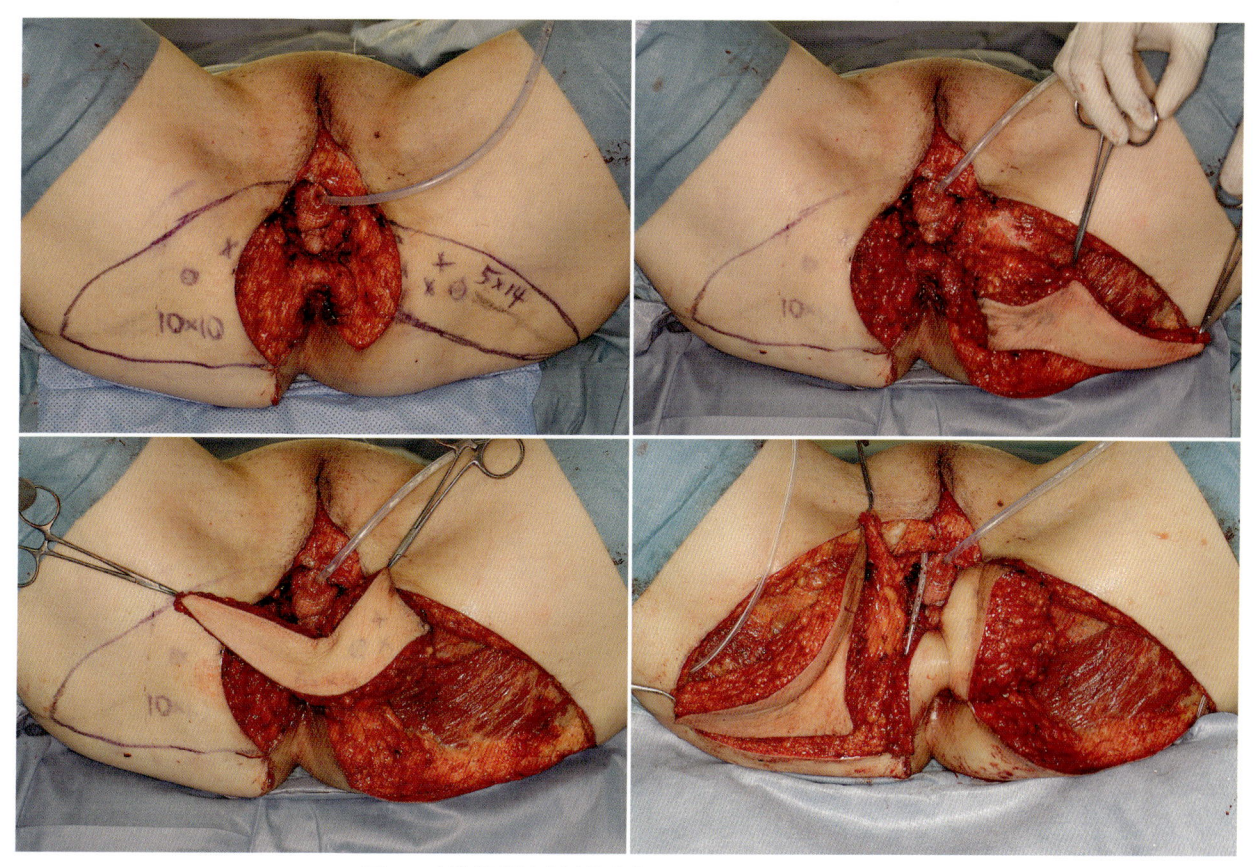

図 5. 内陰部動脈穿通枝皮弁のデザイン，挙上，移動

定した．腫瘍切除は皮膚付属器を完全に含めるために皮下脂肪層深部で行ったが，脂肪組織の少ない陰核部周囲や腟入口部では筋膜上で行い，また肛門周囲では肛門括約筋を損傷しないようにした（図4-b）．術中迅速病理診断では全て腫瘍細胞は陰性であった．

　腹側の欠損は縫縮が可能であったが，腟後壁から肛門にかけて欠損が大きかったため，皮弁による再建を行った．皮弁は左側からプロペラ型の内陰部動脈穿通枝皮弁（internal pudendal artery perforator flap；iPap flap）[5]を約90°回転して，腟後壁から肛門にかけての欠損に充填した．残った右側の欠損に対して，VY型の iPap flap を移動して充填を行った（図5）．粘膜と縫合する皮弁部分は脂肪組織を切除して厚さを調整し，4-0 PDS Ⅱで表皮と粘膜を縫合した．皮弁採取部は2層に縫合した．S-B VAC ドレーンを皮弁移植部下床と皮弁採取部に留置した（図6）．また，外科による一時的な人工肛門造設術が行われた．

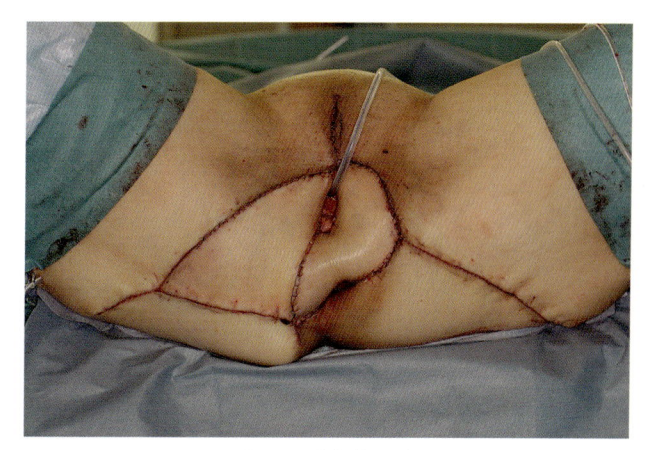

図 6. 手術終了時

＜術後経過＞

　術後の病理検査では浸潤癌は見られず，切除断端も腫瘍細胞は見られなかった．肛門との縫合部で皮弁の表皮が壊死したが保存的に治癒した．婦人科と外科で腟内と肛門管内，それぞれの再発を観察したが問題なく，肛門狭窄が生じていないことを確認して術後1年10か月で人工肛門を閉鎖し

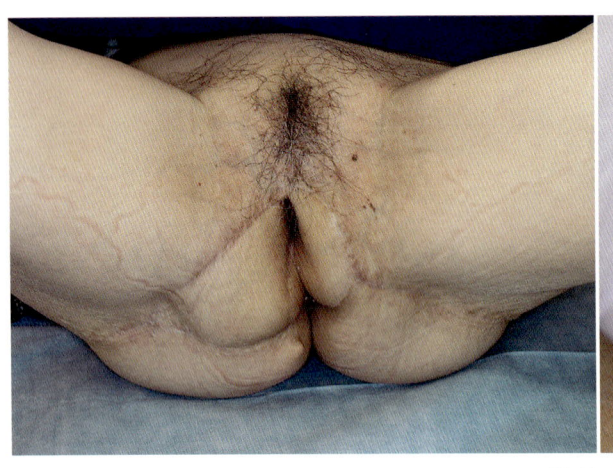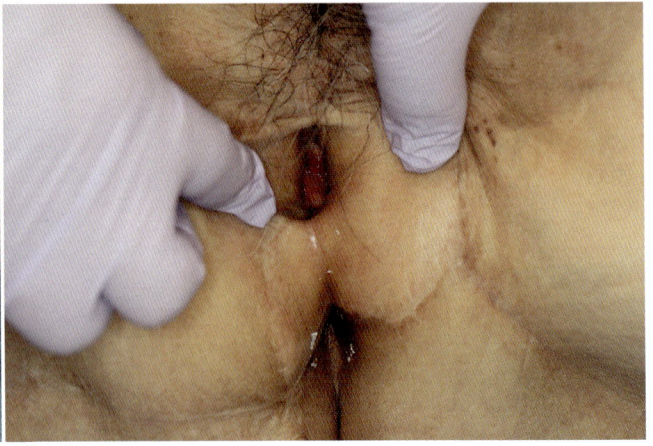

図 7. 術後 5 年 a | b

た. 現在, 術後 5 年 8 か月が経過し, 再発はない (図 7-a). 外尿道口が皮弁に囲まれて深くなっているが, 排尿には支障がなく修正手術の希望はない (図 7-b).

まとめ

外陰部パジェット病の治療ポイントとして以下の項目を列挙する.

1) 水平方向の広がり, 特に粘膜への広がりを術前に把握する.
2) 浸潤癌の有無を術前と術後に検討する.
3) 浸潤癌でない場合の粘膜側切除に関しては, 括約筋を温存しながら粘膜下で剝離を進めて, 術中迅速病理検査を併用して完全切除を行う.
4) 肛門や女性の外尿道口に切除縁が及ぶ場合には, 拘縮や機能喪失を避けるために適切な厚みをもつ皮弁再建を考慮する.

参考文献

1) 石原　剛ほか：乳房外パジェット病. 形成外科診療ガイドライン 1　皮膚疾患. 日本形成外科学会ほか編. p72, 金原出版, 2015.
2) 石原　剛ほか：乳房外パジェット病. 形成外科診療ガイドライン 1　皮膚疾患. 日本形成外科学会ほか編. p70, 金原出版, 2015.
3) 吉野公二ほか：乳房外パジェット病でのリンパ節転移およびセンチネルリンパ節生検について. 日皮会誌. 116：1473-1477, 2006.
4) 橋本一郎ほか：悪性腫瘍切除後の外陰会陰部再建における皮弁術と植皮術. Skin Cancer. 24：423-426, 2009.
5) Hashimoto, I., et al.：The internal pudendal artery perforator flap：free-style pedicle perforator flaps for vulva, vagina, and buttock reconstruction. Plast Reconstr Surg. 133：924-933, 2014.

好評増刷

カラーアトラス
爪の診療実践ガイド

●編集　安木　良博（昭和大学／東京都立大塚病院）
　　　　田村　敦志（伊勢崎市民病院）

**目で見る本で
臨床診断力がアップ！**

爪の基本から日常の診療に役立つ処置のテクニック、写真記録の撮り方まで、皮膚科、整形外科、形成外科のエキスパートが豊富な図写真とともに詳述！
必読、必見の一書です！
2016 年 10 月発売　オールカラー
定価（本体価格 7,200 円＋税）　B5 判　202 頁

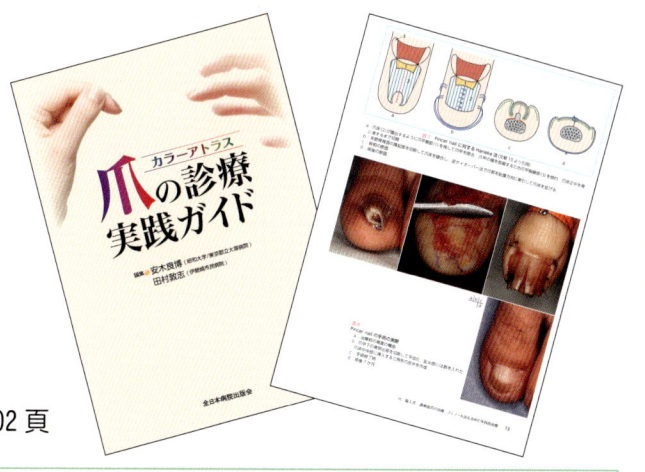

全日本病院出版会　〒113-0033 東京都文京区本郷 3-16-4　Tel：03-5689-5989
www.zenniti.com　　　　　　　　　　　　　　　　　　Fax：03-5689-8030

PEPARS No.152：72-79, 2019

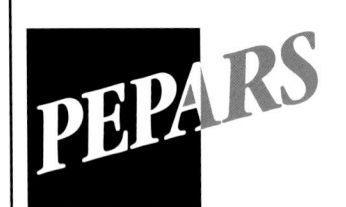

◆特集／皮膚悪性腫瘍はこう手術する—Oncoplastic Surgery の実際—

肛囲乳房外パジェット病

松下　茂人*

Key Words：肛囲乳房外パジェット病(perianal EMPD)，肛門(anus)，V-Y advancement posterior thigh fasciocutaneous flap，gluteal fold flap，知覚(sensory)，肛門内圧(anal pressure)

Abstract　　皮膚悪性腫瘍の『Oncoplastic Surgery』では，腫瘍の特性の熟知がまず出発点となる．そして過不足のない腫瘍の切除と，機能・整容的に満足のいく再建を行うために綿密な手術計画と十分な術前準備が必要となる．肛囲乳房外パジェット病での『Oncoplastic Surgery』では，乳房外パジェット病の臨床像と病理所見，原発性・続発性の違いを鑑別して，至適な切除範囲を見極める必要がある．そして肛門特有の複雑な三次元構造，排泄をはじめとした特殊な機能を配慮して，これらの構造や機能を最大限に保持・修復することを目標とする．目標の完遂のためには形成外科医のみでなく，皮膚科医や消化器科(肛門科)医と一体となって治療に臨むことが肝要である．本稿では『Oncoplastic Surgery』の観点での，肛囲乳房外パジェット病の切除・再建について，具体例を提示しながら詳しく述べる．

はじめに

　乳房外パジェット病(EMPD)は，アポクリン腺が豊富に分布する部位に好発する．多くは外陰部に発生するが，EMPD の 5％程度は肛門周囲に発生すると報告されている[1]．肛門は排便機能を司っており，外科的治療によってその機能が廃絶すると患者の QOL が大きく損なわれる．肛囲EMPD は症例数が少ないため確立した定型術式が少なく，上皮内癌であるにもかかわらず腹会陰式直腸切断術が選択される症例も少なくない．肛囲 EMPD を外科的に治療する前に，腫瘍の広がりを丹念に観察して肛門部から直腸粘膜側への切除範囲がどれくらいになるかを評価する必要がある．肛門を全周性に切除したとしても，肛門括約

筋を温存して歯状線から口側 3 cm 程度の直腸粘膜にとどまる切除範囲であれば，排便機能を温存した再建が可能である[2)3)]．本稿では肛囲 EMPDの外科治療を行うための考え方や術式の選択肢について自験例を詳述しながら概説する．

乳房外パジェット病(EMPD)の基礎知識

　乳房外パジェット病(EMPD)は，アポクリン腺が豊富に分布する部位に好発する．多くは外陰部に発生するが，5％程度は肛門周囲に発生すると報告されている[1]．病理組織学的には一般的に，細胞質の淡いムチンを含有した Paget 細胞が胞巣を形成して上皮内で増殖している(図 1-a)．真皮内に浸潤すると転移のリスクが生じるが，浸潤型EMPD(図 1-b〜d)となると不揃いな胞巣が不規則に結節状に浸潤したり(図 1-b, c)，パラパラと孤立性あるいは小さな胞巣を形成して膠原線維間に浸潤することがある(図 1-b, d)．上皮内 EMPDの付属器内進展が，浸潤型と間違われることがあ

＊ Shigeto MATSUSHITA，〒892-0853　鹿児島市城山町 8-1　独立行政法人国立病院機構鹿児島医療センター皮膚腫瘍科・皮膚科，科長

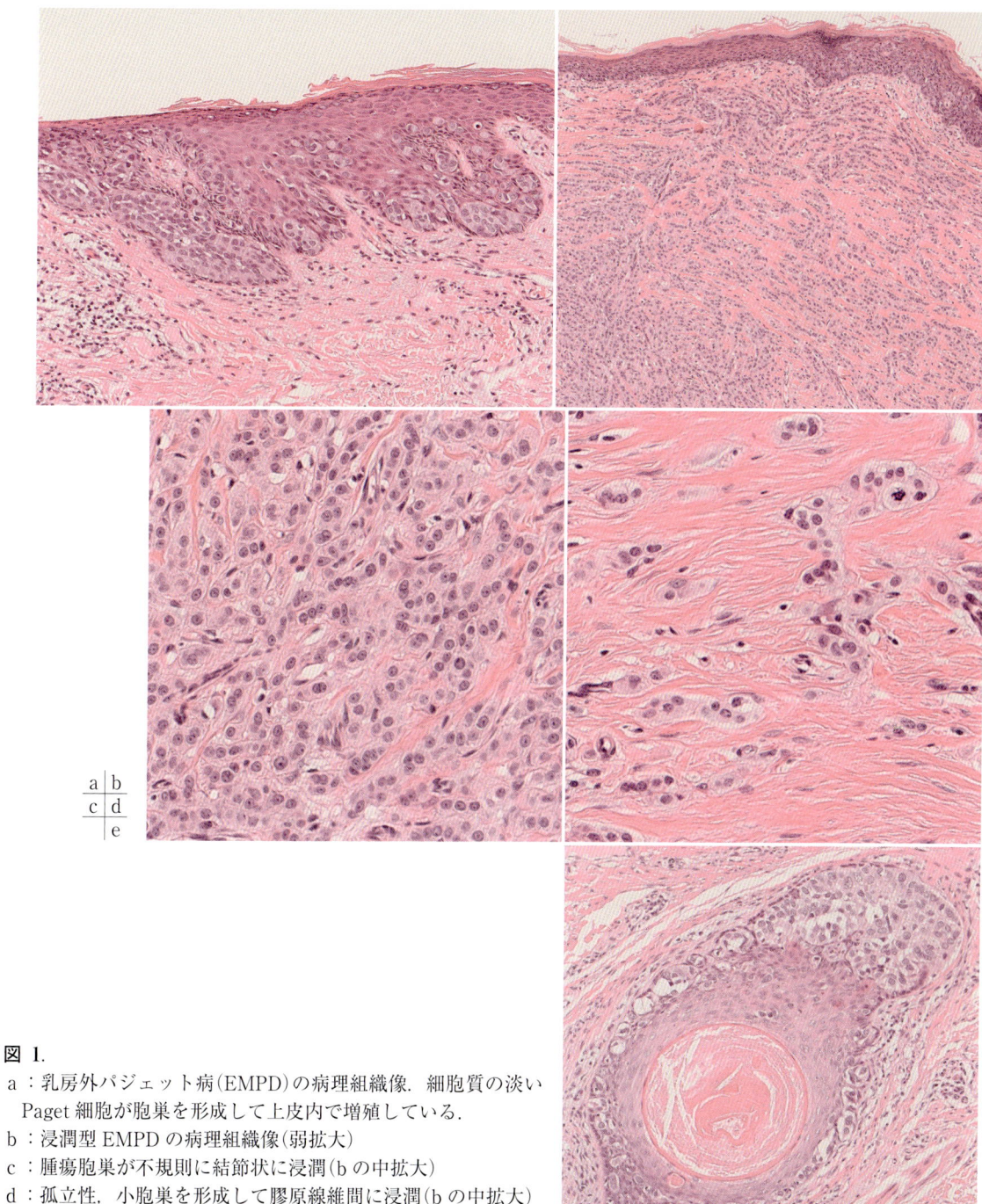

図 1.
a：乳房外パジェット病（EMPD）の病理組織像．細胞質の淡い
　Paget 細胞が胞巣を形成して上皮内で増殖している．
b：浸潤型 EMPD の病理組織像（弱拡大）
c：腫瘍胞巣が不規則に結節状に浸潤（b の中拡大）
d：孤立性，小胞巣を形成して膠原線維間に浸潤（b の中拡大）
e：上皮内 EMPD の毛包上皮内進展

るため注意が必要である（図 1-e）．EMPD は皮膚
原発と，粘膜部の腺癌などが皮膚に進展した続発
性に分けられる．特に肛門周囲では肛門管や直腸
の癌（多くは腺癌）の続発性 EMPD に注意が必要
である．肛囲続発性 EMPD の臨床的特徴として
は，境界が極めて明瞭であることや花弁状に襞形

成を示すことなどが挙げられる[4]．原発性と続発
性との鑑別に免疫組織学的手法（サイトケラチン
7（CK7），サイトケラチン 20（CK20），GCDFP-15
が有用ともされている．原発性では CK7＋/
CK20－/GCDFP15＋のことが多く，続発性だと
CK7＋（variable）/CK20＋/GCDFP15－のことが

多い．さらに Villin(消化管の microvilli に発現する蛋白)染色が続発性肛囲 EMPD の鑑別に有用であるとの報告がある[1)4)]．免疫組織学的手法もだが，なにより臨床所見(皮膚所見や直腸肛門の視診・内視鏡所見)が重要である．

肛囲 EMPD の手術計画と術前準備

まず，肛囲 EMPD が皮膚原発性か続発性かの鑑別を行う必要がある．皮膚所見の特徴を把握し，直腸肛門の視診・内視鏡での観察を丹念に行い，腫瘍部の病理を的確に評価する．EMPD は脱色素斑のような認識しにくい病変だったり，感染や湿疹性病変が併存して腫瘍の境界が不明瞭となることがあるため，視診・触診で丹念に皮疹を観察することが重要である．術前の清拭や適切な外用療法によって病変の境界が鮮明になり，切除範囲が適切となることがある．肉眼的境界が不明瞭な EMPD ではマッピング生検を行うことがある．病変が浸潤癌であれば，リンパ行性転移をきたしやすい特性を考慮して鼠径リンパ節(特に恥骨結合部の外側)を触診で確認し，超音波検査や CT，PET などで鼠径・骨盤内リンパ節の評価，遠隔転移の有無の評価を行う．EMPD が肛門部の全周性に及び肛門機能を温存した再建術を予定する時には，消化器外科医に依頼して肛門内圧測定を行う[3)]．排便機能を司る因子には十分な肛門内圧(内肛門括約筋による安静時の静止圧，外肛門括約筋による随意収縮圧)と，直腸・肛門管の知覚(ガス・液体・固体の知覚区別)が挙げられる．筆者らは肛門機能を温存した手術を計画する際に，消化器外科医に依頼して肛門内圧測定を行っている．そして手術時に一時的人工肛門を造設して，術後に肛門内圧を定期的にモニターしながら人工肛門を還納する時期を図っている．肛門内圧で測定するのは最大肛門管静止圧(MRP)，機能的肛門長(FAL)，最大随意収縮圧(MSP)だが，なかでも内肛門括約筋能を反映する MRP が肛門機能の評価に重要であると言われている[5)]．肛門機能の評価とともに切除範囲を決定したら，全身状態や年齢，合併症，栄養状態を考慮して，手術適応の有無を判断して再建術式を決定する．そして患者および家族への説明の上で同意を得て手術に臨む．他科との合同手術になる時には，体位や手術の手順などを術前に協議しておく．

粘膜側の切除範囲

EMPD の側方の切除範囲については，皮膚側の 1 cm 程度の範囲が推奨されているが，粘膜側での範囲については言及されていない[6)]．筆者らは皮膚側と同様に 1 cm 程度の範囲で切除することが多い．粘膜側の病変の境界は不明瞭なことが多いため，術前のマッピング生検を行うことが望ましい．深部の切除範囲については，上皮内癌である EMPD の場合は皮下脂肪織の中間層での切除でよい．直腸・肛門管では，歯状線から 3 cm 口側程度の直腸粘膜下層での切除にとどめれば肛門機能を温存し得る[2)3)]．

切除と再建の実際

肛囲 EMPD の 2 症例を提示しながら，筆者自身の切除・再建の工夫や注意点について詳述する．再建については，遊離植皮あるいは皮弁が有用であるといった報告がそれぞれあるが，肛門機能温存の観点では皮弁での再建が有利であると筆者は考えている．ここでは皮弁による再建 2 例を紹介する．

V–Y advancement posterior thigh fasciocutaneous flap と肛門内圧

寺師らが肛囲 EMPD の再建で報告している V–Y advancement posterior thigh fasciocutaneous flap[2)] は，大腿深動脈から大腿後面への第 1，2 穿通動脈を茎とする筋膜皮弁である[7)]．筆者らは 7 例の肛囲 EMPD に対して肛門機能温存手術を施行しており，5 例で人工肛門の還納に成功し(還納未施行例のうち 1 例は患者希望)，V–Y advancement posterior thigh fasciocutaneous flap で再建した 4 例は全て還納に成功した(図 2)[3)]．還納後は

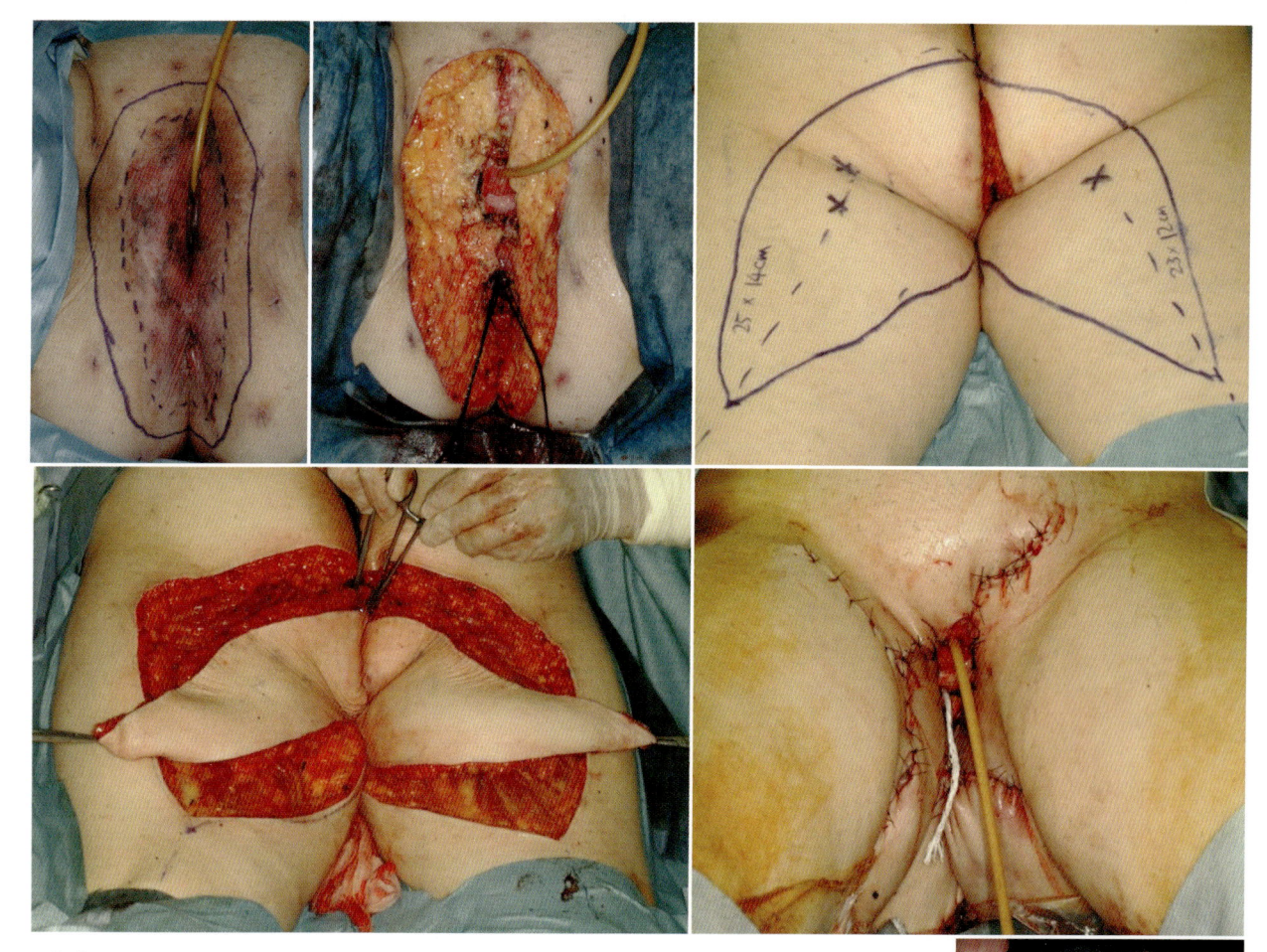

a	b	c
d	e	
		f

図 2.

71 歳. 女性. 肛囲 EMPD. V–Y advancement posterior thigh fasciocutaneous flap での再建例（文献 3 から引用）

 a：腫瘍辺縁から 1 cm 離してデザイン

 b：皮下脂肪組織の中間層, 肛門括約筋上で腫瘍を切除. 歯状線から口側 2 cm の直腸粘膜まで切除

 c：術前にドップラーで確認した皮膚穿通枝（×印）を皮弁茎としてデザイン

 d：皮弁挙上時の状態

 e：手術終了時

 f：術後 2 年の状態. 排便機能に問題なく経過している.

全ての症例で便失禁を認めず, ガス・液体・固体の知覚区別も可能だった. 還納した 5 例中 2 例は歯状線から 3 cm 口側の切除ラインでも肛門機能が温存できた. 人工肛門の還納に成功した症例と, 未施行例の MRP 値を比べてみると, 還納に成功した症例は術前の MRP が 30 mmHg 以上に保たれていた. これまでの報告で, 大腸癌患者に対して括約筋温存低位前方切除術を行った症例のなかで術前の MRP が 30 mmHg 未満だと, 肛門機能を温存した手術を行っても便失禁をきたす危険性が高くなるとされており[5], 術前の MRP が 30 mmHg 以上であることが, 肛門機能温存手術を選択する目安と考えられる.

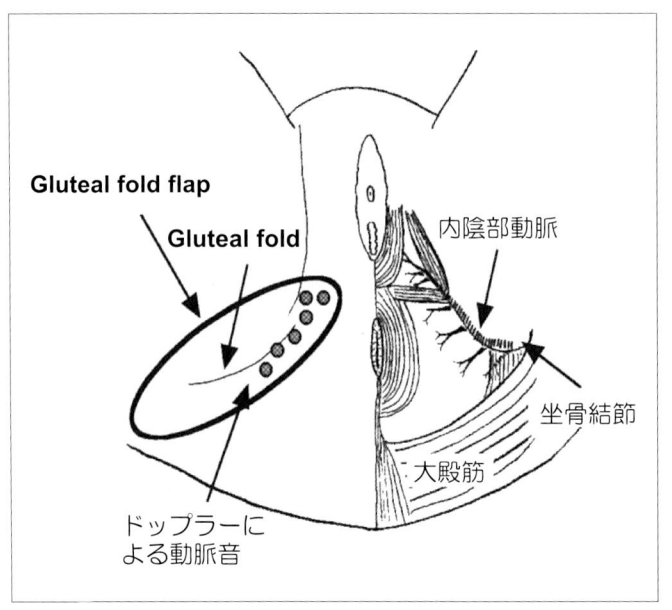

図 3. Gluteal fold flap の血管茎とデザイン（文献 8 より引用）
血管茎となる会陰動脈の皮膚穿通枝は，腟・坐骨結節・肛門に囲まれた三
角形の中に存在する（●印）.

再発肛囲 EMPD に対する内視鏡補助下
腫瘍切除と gluteal fold flap での再建

　Gluteal fold flap は，内陰部動脈からの枝で外陰皮膚を栄養する会陰動脈の皮膚穿通枝を茎とする皮弁であり，腟・坐骨結節・肛門に囲まれた三角形の中に皮弁の茎を含むように留意しながら殿溝 gluteal fold に一致するように皮弁を挙上する[8]（図 3）.　茎部以外は thinning を安全に行うことができて，欠損部の粘膜と容易に縫合することができる.　肛囲 EMPD での粘膜側への進展は肉眼的に判別することが難しく，切除断端に腫瘍細胞が残存することがあり得る.　筆者らは，残存腫瘍からの再発肛囲 EMPD に対して，内視鏡補助下に粘膜側の切開，粘膜下での剥離を行い，gluteal fold flap で再建した 1 例を経験している.　本症例は初回手術時に歯状線上で腫瘍を切除して gluteal fold flap で再建した（図 4）ものの局所再発したため，腫瘍断端から 1 cm 離した歯状線から 3 cm 口側の直腸粘膜をマッピング生検して切除範囲を決定した.　手術時には生検部をメルクマールに消化器内科医によって内視鏡下に高周波ナイフを用いて切開後に粘膜下で剥離を行った（図 5-

b）.　そして皮膚側を当科が切開・剥離して，粘膜部は消化器外科医によって括約筋上で剥離を口側まで進めて腫瘍切除を行った.　内視鏡下に腫瘍断端を的確に認知して，高周波ナイフで確実に断端を切開，粘膜下を剥離したため，括約筋を損傷することなく腫瘍を完全に切除できた（図 5-c）.　排便機能を司る因子である肛門内圧や直腸・肛門管の知覚の機能回復のためには，クッション性と知覚を有する皮弁での再建が望ましく，筆者らは肛囲 EMPD に対して gluteal fold flap を知覚皮弁として肛門の機能再建に用いている.　Gluteal fold flap の栄養血管を内陰部動脈として皮弁茎の剥離を必要最小限とすることで，皮弁内に会陰神経の枝を含ませることができるため皮弁領域の知覚が温存されるものと推察される[9].

おわりに

　肛囲 EMPD の診断や外科治療を行う準備，術式の実際について詳述した.　適切な外科治療は，正確な診断なしには成立しない.　的確な診断と共に疾患を十分に理解することが皮膚腫瘍を治療する形成外科医にも求められる.　さらに，肛門部のような複雑な三次元構築と特殊な機能を有する部

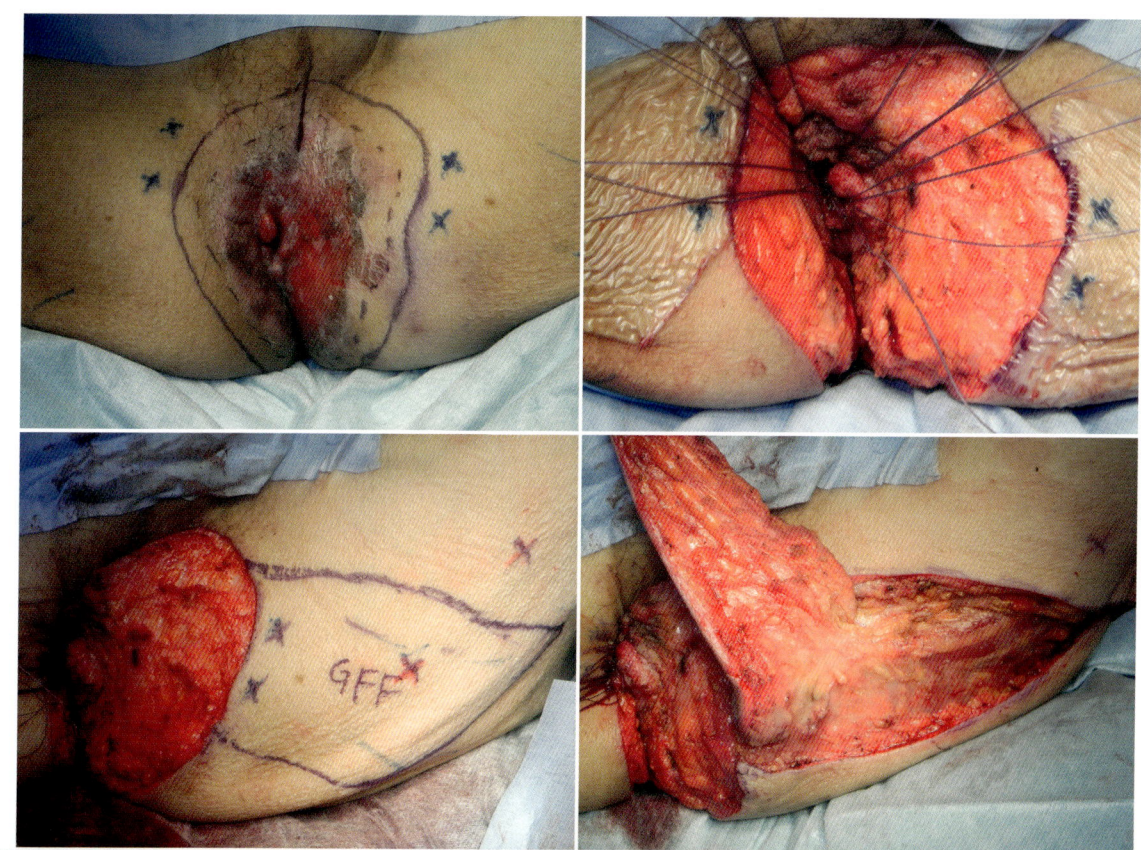

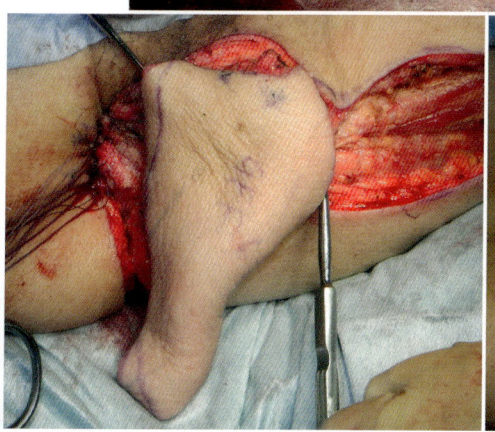

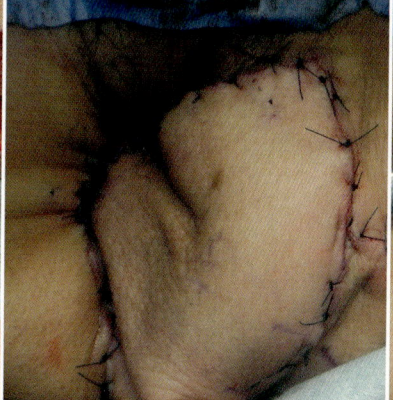

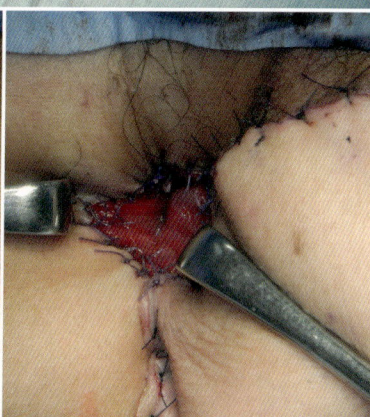

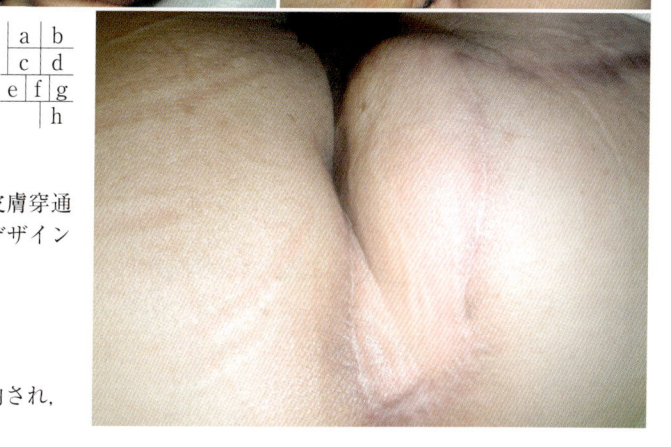

図 4.

62 歳，男性．肛囲 EMPD，初回手術

a	b
c	d
e	f	g
h

a：肉眼的な腫瘍辺縁から 1 cm 離してデザイン

b：皮下脂肪組織の中間層で腫瘍を切除．粘膜断端には糸をかけておく．

c：術前にドップラーで確認した gluteal fold flap の皮膚穿通枝(×印)を皮弁茎として，殿溝に一致した皮弁をデザイン

d：皮弁挙上時の状態

e：皮弁を時計回りに回転して欠損部に移動

f：手術終了時

g：手術終了時．粘膜側縫合部

h：術後 6 か月の状態．術後 4 か月で人工肛門は還納され，肛門は機能的に問題ない．

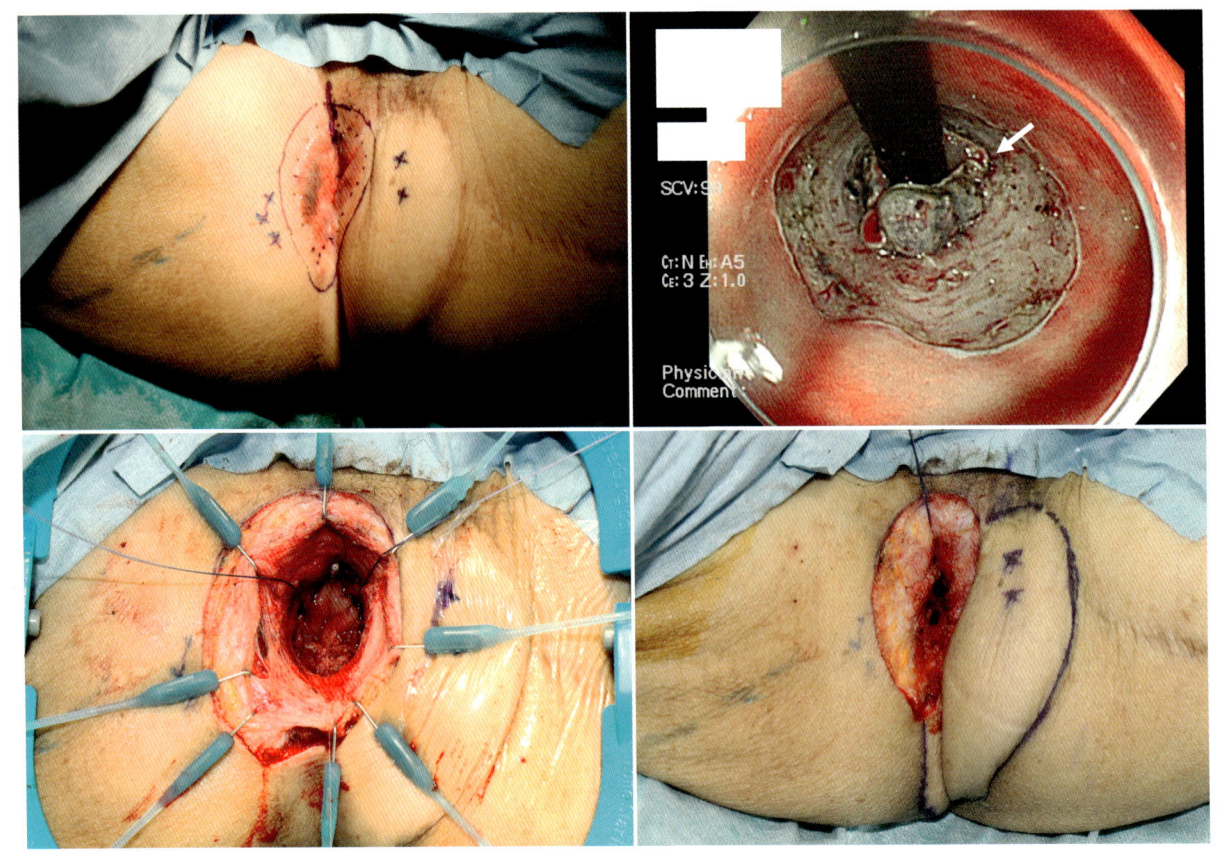

図 5-a～d. 図 4 症例，再発時手術（初回手術後 1 年 1 か月）

a：肉眼的な再発腫瘍辺縁から 1 cm 離してデザイン

b：歯状線から 3 cm 口側の直腸粘膜を高周波ナイフを用いて粘膜下で剥離（矢印は切除組織）

c：皮膚側から剥離された粘膜部まで追い腫瘍を切除．粘膜断端には糸をかけておく．

d：前回挙上した gluteal fold flap の血管茎を術前に聴取しておき，皮弁の縫合ラインにデザイン

a	b
c	d

位において，腫瘍の過不足ない切除とともに三次元構築と機能の温存を効果的に安全に成し遂げるためにも，形成外科医のみでなく，皮膚科医，消化器科（肛門科）医などの専門性を融合して，他科と一体となって治療に臨むことが重要であろう．本稿が皮膚腫瘍外科領域の今後の発展に寄与できれば幸いである．

謝　辞

本稿の執筆にあたり，バーチャルスライドを作成してくださいました相良病院病理診断科の大井恭代部長，瀬戸口愛美氏に深謝いたします．また診療を共に行いました鹿児島医療センター皮膚腫瘍科・皮膚科の青木恵美先生，吉岡　学先生，井上明葉先生，小森崇矢先生，南風病院消化器内科の島岡俊治先生，同消化器外科の北薗正樹先生に感謝いたします．

参考文献

1) 熊野公子，村田洋三：II．乳房外 Paget 病の興味深い基礎知識．カラーアトラス　乳房外 Paget 病―その素顔―．9-44，全日本病院出版会，2015.
　Summary　乳房外 Paget 病の生物学的背景について著者ならではの切り口で詳述．

2) 寺師浩人ほか：肛門部 Paget 病に対して肛門周囲および全肛門管再建術後に肛門機能温存に成功した 1 例．日形会誌．**20**：582-585，2000.
　Summary　V-Y advancement posterior thigh fasciocutaneous flap で肛門機能を温存し得た肛囲 EMPD の 1 例を報告．

3) 松下茂人：【Oncoplastic Skin Surgery―私ならこう治す！】会陰部に生じた皮膚悪性腫瘍切除後の再建．PEPARS．**76**：58-67，2013.
　Summary　会陰部皮膚悪性腫瘍切除後の再建，肛門再建前の肛門内圧測定について詳述．

4) 熊野公子，村田洋三：IX．乳房外 Paget 病の鑑別診断．カラーアトラス　乳房外 Paget 病―その素

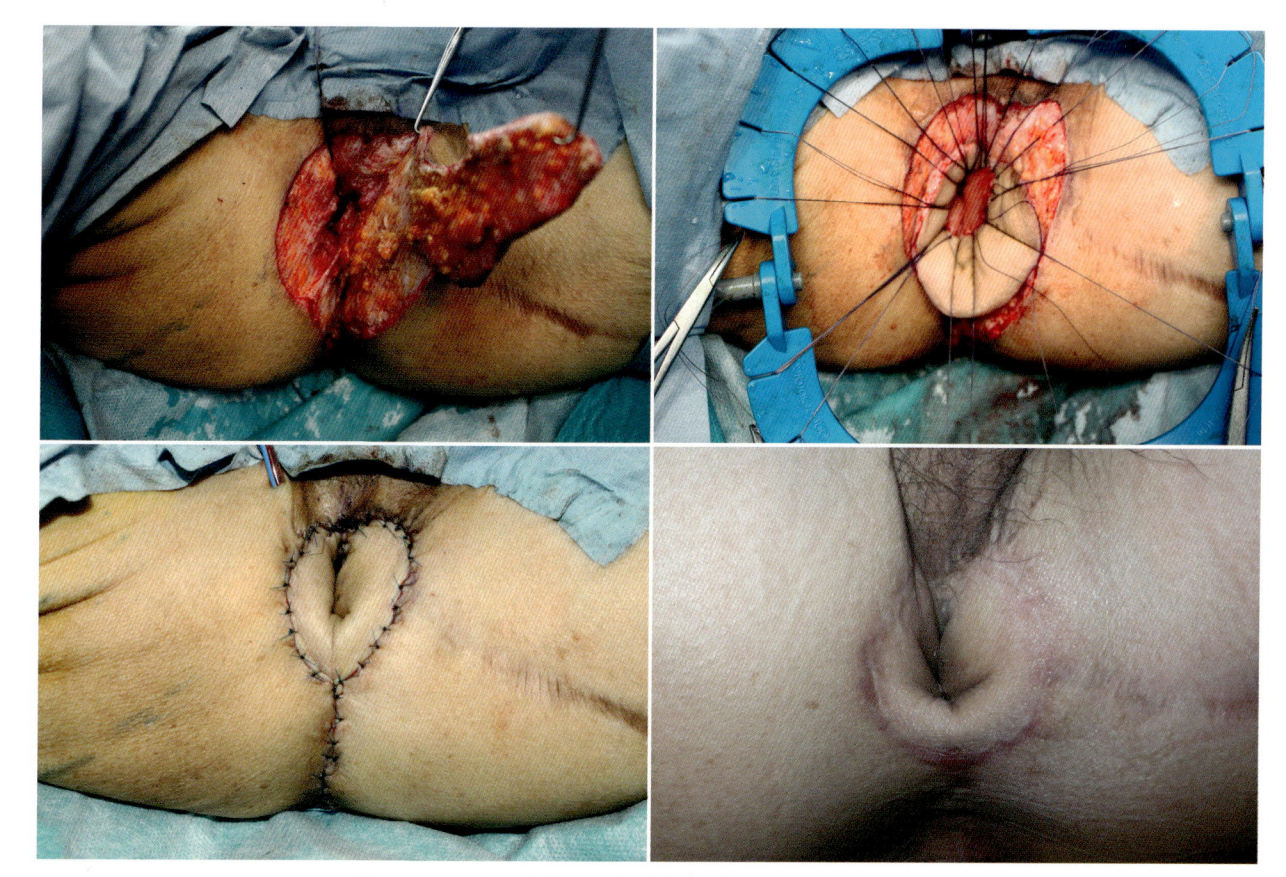

図 5-e～h. 図4症例，再発時手術（初回手術後1年1か月）

e	f
g	h

e：皮弁挙上時の状態

f：皮弁を時計回りに回転して粘膜面に縫合

g：手術終了時

h：術後4か月の状態．術後2か月で人工肛門は還納され，肛門は機能的に問題ない．

顔一. 149-179，全日本病院出版会，2015.
Summary　乳房外 Paget 病の原発性，続発性の違いなど詳述.

5）Matsushita, K., et al.：Prediction of incontinence following low anterior resection for rectal carcinoma. Dis Colon Rectum. **40**：575-579, 1997.

6）土田哲也ほか：皮膚悪性腫瘍診療ガイドライン第2版. 日皮会誌. **125**：5-75, 2015.

7）Rubin, J. A., et al.：The posterior thigh fasciocutaneous flap：vascular anatomy and clinical application. Plast Reconstr Surg. **95**：1228-1239, 1995.

8）橋本一郎ほか：会陰部悪性腫瘍手術　Gluteal fold flap による再建手術を中心として. 形成外科. **51**：177-183，2008.
Summary　Gluteal fold flap の血管解剖や手技を詳述.

9）Lee, P. K., et al.：Gluteal fold V-Y advancement flap for vulvar and vaginal reconstruction：a new flap. Plast Reconstr Surg. **118**：401-406, 2006.

PEPARS No.152：80-81, 2019

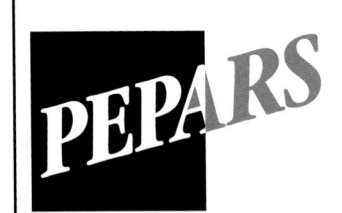

◆特集／皮膚悪性腫瘍はこう手術する─Oncoplastic Surgery の実際─

足趾の悪性黒色腫

古川　洋志*

Key Words：足趾(toe)，爪原発黒色腫(melanoma of nail apparatus)，中足趾節関節(MP joint)，趾節間関節(IP joint)，趾列切断(ray amputation)

Abstract　足趾原発の黒色腫の治療の基本は足趾切断であるため，まずは正しい病理診断を得ることが大事であり，足趾切断の不要な表皮内病変かどうかを切除生検で評価すべきである．表皮内病変ではない黒色腫であれば，2 cm の皮膚マージン，IP 関節での切断を行い，基節骨遠位端を削って断端形成を行うことが多いが，病変の進行の程度と，各足趾によって状況は異なるため，画像所見とを合わせて最善の切断レベルと断端形成の方法を決定すべきである．

　足趾の悪性黒色腫が早期病変か上皮内黒色腫かの判断が難しい場合は，5 mm 離して爪母・爪床を骨上で骨膜を含めて en bloc に切除して人工真皮を貼付して病理学的評価を行い，表皮内で断端陰性の場合には二期的に植皮を行う[1]．薄くても表皮内ではない黒色腫の場合は最終的に合計 2 cm の皮膚のマージンで末節骨を切断する．関節を越えてさらに中枢側の指節を切除するかどうかは，MRI や CT による骨浸潤を評価して決める．さらに，荷重に耐える痛みの少ない断端を作成するためには，露出した切断端を健常な自家組織で被覆するために，骨の切除を追加する．趾節骨末梢の関節軟骨を削り，断端は適切にやすりで丸くしておく．

　第 I 足趾に発生した場合，爪床の範囲内であれば 2 cm マージンで IP 関節で離断して基節骨遠位端の関節軟骨を削るか，基節骨頸部で切断し断端形成すればよい．爪床を超える大きさで皮膚欠損が大きい場合は基節骨を適宜削るが，足のアーチの温存のためにも中足趾節関節(MP 関節)は可能

な限り温存すべきである．局所進行例では，皮膚切除縁を優先し，断端形成が可能なレベルまで骨を削る必要があり，MP 関節の切除を伴う．歩行時の愁訴が強くなるが，少なくとも痛みがないように，底側皮弁による断端の被覆，愛護的かつ鋭的な趾神経の切断を心がける．

　第 I 足趾以外の足趾は短くて軟部組織が薄いので，病変が早期に趾間部や基部に至る場合がある．足趾全周に近い範囲に病変を認める場合や，2 本の足趾にまたがる場合も稀ではない．骨組織は腫瘍学的観点から残せたとしても軟部組織が乏しい状態となる．推奨される皮膚の切除縁を優先して，設定した皮膚切除縁で切断後，無理なく軟部組織と植皮，局所の皮弁で断端を被覆できる位置で骨を切断する．第 II〜IV 足趾の場合も足のアーチを保つべく，MP 関節の温存に努める．第 V 足趾では，爪床原発であっても早期に MP 関節に至ってしまう症例を経験するが，その場合は V 趾列切断(中足骨中枢での切断)を行う．

　Stage IIIC 以上の局所進行例や再発病巣の場合，出血，汚臭，疼痛の問題が無視できなくなり，緩和的な足趾列切断を行う場合もある．その場合にもなるべく肉眼的に全切除を目指し，直接荷重

* Hiroshi FURUKAWA, 〒480-1195　長久手市岩作雁又 1 番地 1　愛知医科大学形成外科，教授

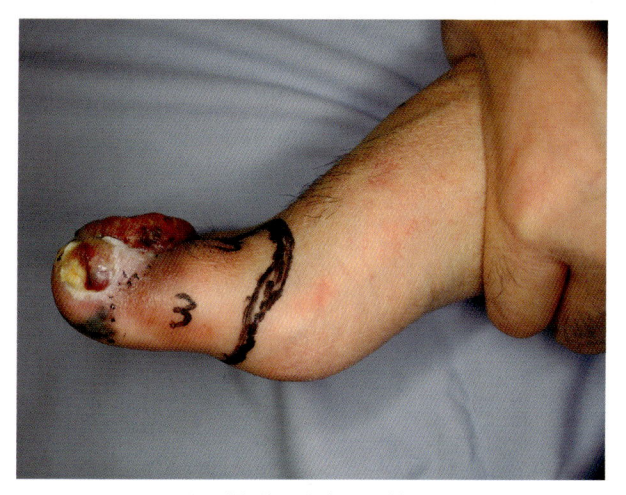

図 1. 切断術前の皮膚切開線を示す.

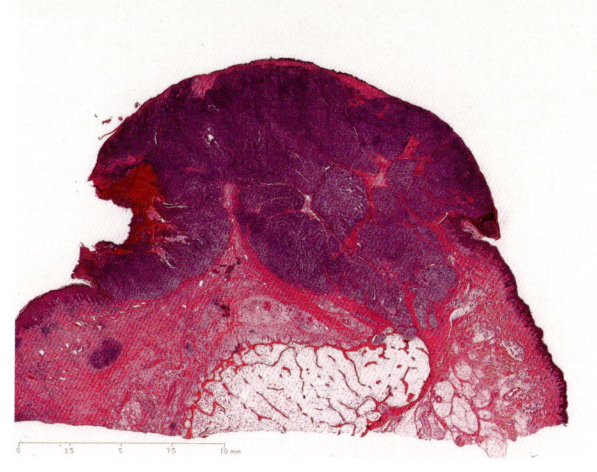

図 2. 病理組織像を示す.
原発巣の趾骨への浸潤を認めた.

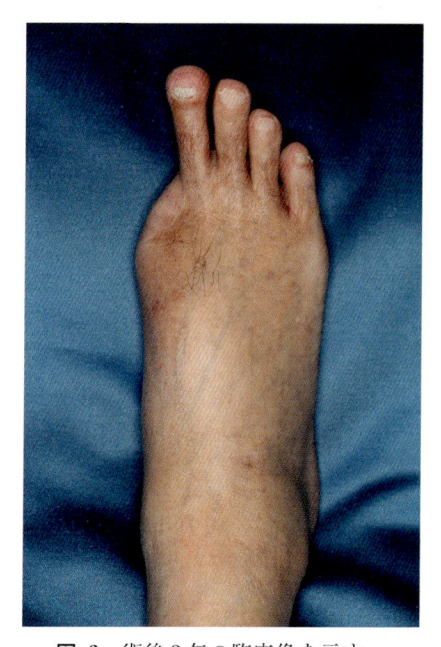

図 3. 術後 3 年の臨床像を示す.

部でない切断端には人工真皮を置くなどして, 前足部のいずれかの MP 関節を残すなど, 機能の温存に努める.

　症　例:71 歳, 男性. 右第 I 趾爪床原発悪性黒色腫, Stage Ⅲ

　1 年前に作業中にハンマーを右第 I 趾に落として爪下血腫となったが放置, その後徐々に黒色斑の拡大と隆起を認めたため当科を受診した. 初診

時, 右第 I 趾爪破壊と, 末節部に腫瘍と潰瘍を認め, 趾尖部には黒色斑を認めた. 右鼠径リンパ節の腫脹を認めた. 全身検索で遠隔転移は認めなかった. 初回治療にて, 右第 I 足趾切断術, 断端形成術, 右鼠径後腹膜リンパ節郭清術を実施した.

　肉眼的病変の中枢端から 3 cm 離して皮膚の切開線をマーキングし(図 1), 本症例では基節骨の遠位端背面に腫瘍の一部が位置していたため, 末節骨と基節骨をあわせて MP 関節で離断した. 露出した中足骨遠位端の関節軟骨を切除し先端を丸く削ったのち, 底側皮弁で被覆した. 病理組織検査にて, 原発巣の趾骨への浸潤を認めた(図 2). 術後 3 年後の局所は再発を認めず(図 3), 歩行が可能であるが, 多発肺転移のため本人と家族の希望で緩和治療へ移行した.

謝　辞

　北海道大学形成外科　前田　拓先生, 北海道大学病院病理部　高桑恵美先生に深謝します.

参考文献

1) 林　宏一ほか:爪のメラノーマの手術. 日本臨牀. **71**(増刊号 4):318-321, 2013.

第2回アジア太平洋瘢痕医学会

（The 2nd Congress of The Asian Pacific Society for Scar Medicine：The 2nd APSSM）

〈共同開催〉

第14回瘢痕・ケロイド治療研究会

（The 14th Meeting of The Japan Scar Workshop：The 14th JSW）

会　期：2019年11月2日（土）・3日（日）
会　場：秋葉原UDX
　　　　〒101-0021　東京都千代田区外神田4-14-1
　　　　TEL：03-3254-8421
大会会長：
　　　　小川　令（日本医科大学 形成外科学教室）
第2回アジア太平洋瘢痕医学会会長：
　　　　Yixin Zhang（上海第九人民病院 形成外科）
　　　　小川　令（日本医科大学 形成外科学教室）
演題募集：2019年4月1日（月）12：00～6月20日（木）12：00
　・全ての演題はインターネットによるオンライン登録にて受付いたします．
　・詳細は学会HPにてご確認ください．
　・使用言語
　　　The 2nd APSSM：抄録・発表・質疑応答とも英語
　　　The 14th JSW：抄録・発表・質疑応答とも日本語
※なお，第14回瘢痕・ケロイド治療研究会の筆頭演者は，研究会会員に限りますので，非会員の方は予め入会手続きをしてください．
事前参加受付期間：
　Early Bird：2018年12月20日（木）12時～2019年6月20日（木）11時59分
　Regular：2019年6月20日（木）12時～2019年9月30日（月）11時59分
　詳細は学会HPにてご確認ください．
URL：http://gakkai.co.jp/scar2019/ja/index.html
事務局：日本医科大学 形成外科学教室
　　　　担当：土肥輝之，赤石諭史
　　　　〒113-8603　東京都文京区千駄木1-1-5
　　　　TEL：03-5814-6208　FAX：03-5685-3076
運営事務局：株式会社学会サービス
　　　　〒150-0032　東京都渋谷区鶯谷町7-3-101
　　　　TEL：03-3496-6950　FAX：03-3496-2150
　　　　E-mail：scar2019@gakkai.co.jp

第31回日本眼瞼義眼床手術学会

会　期：2020年2月22日（土）
会　長：垣淵正男（兵庫医科大学形成外科学講座 主任教授）
会　場：兵庫医科大学平成記念会館
　　　　〒663-8124 兵庫県西宮市小松南町2-6
　　　　TEL：0798-45-6753
テーマ：様々な視点から
HP：http://plaza.umin.ac.jp/~gigan31/
演題募集期間：2019年10月8日（火）～2019年11月13日（水）
事務局：兵庫医科大学形成外科
　　　　第31回眼瞼義眼床手術学会事務局
　　　　〒663-8501 兵庫県西宮市武庫川町1番1号
　　　　Tel：0798-45-6753　Fax：0798-45-6975
　　　　Email：gigan31@hyo-med.ac.jp

きず・きずあとを扱うすべての外科系医師に送る！

ケロイド・肥厚性瘢痕 診断・治療指針 2018

編集／瘢痕・ケロイド治療研究会

2018年7月発行　B5判　オールカラー　102頁　定価（本体価格3,800円＋税）

難渋するケロイド・肥厚性瘢痕治療の道しるべ
瘢痕・ケロイド治療研究会の総力を挙げてまとめました！

目　次

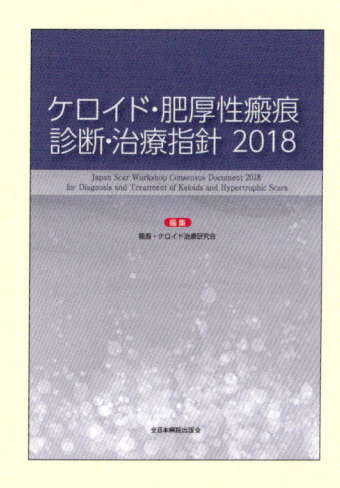

（株）全日本病院出版会

〒113-0033　東京都文京区本郷3-16-4
TEL：03-5689-5989　FAX：03-5689-8030
www.zenniti.com

FAX による注文・住所変更届け

改定：2015 年 1 月

　毎度ご購読いただきましてありがとうございます．

　読者の皆様方に小社の本をより確実にお届けさせていただくために，FAX でのご注文・住所変更届けを受けつけております．この機会に是非ご利用ください．

◇ご利用方法

　FAX 専用注文書・住所変更届けは，そのまま切り離して FAX 用紙としてご利用ください．また，注文の場合手続き終了後，ご購入商品と郵便振替用紙を同封してお送りいたします．**代金が 5,000 円をこえる場合，代金引換便とさせて頂きます．**その他，申し込み・変更届けの方法は電話，郵便はがきも同様です．

◇代金引換について

　本の代金が 5,000 円をこえる場合，代金引換とさせて頂きます．配達員が商品をお届けした際に，現金またはクレジットカード・デビットカードにて代金を配達員にお支払い下さい(本の代金＋消費税＋送料)．(※年間定期購読と同時に 5,000 円をこえるご注文を頂いた場合は代金引換とはなりません．郵便振替用紙を同封して発送いたします．代金後払いという形になります．送料は定期購読を含むご注文の場合は頂きません)

◇年間定期購読のお申し込みについて

　年間定期購読は，1 年分を前金で頂いておりますため，代金引換とはなりません．郵便振替用紙を本と同封または別送いたします．送料無料，また何月号からでもお申込み頂けます．

　毎年末，次年度定期購読のご案内をお送りいたしますので，定期購読更新のお手間が非常に少なく済みます．

◇住所変更届けについて

　年間購読をお申し込みされております方は，その期間中お届け先が変更します際，必ずご連絡下さいますようよろしくお願い致します．

◇取消，変更について

　取消，変更につきましては，お早めに FAX，お電話でお知らせ下さい．

　返品は，原則として受けつけておりませんが，返品の場合の郵送料はお客様負担とさせていただきます．その際は必ず小社へご連絡ください．

◇ご送本について

　ご送本につきましては，ご注文がありましてから約 1 週間前後とみていただきたいと思います．お急ぎの方は，ご注文の際にその旨をご記入ください．至急送らせていただきます．2〜3 日でお手元に届くように手配いたします．

◇個人情報の利用目的

　お客様から収集させていただいた個人情報，ご注文情報は本サービスを提供する目的(本の発送，ご注文内容の確認，問い合わせに対しての回答等)以外には利用することはございません．

　その他，ご不明な点は小社までご連絡ください．

株式会社　**全日本病院出版会**　〒 113-0033 東京都文京区本郷 3-16-4-7F
電話 03(5689)5989　FAX03(5689)8030　郵便振替口座 00160-9-58753

FAX 専用注文書

形成・皮膚 1908

年　　月　　日

○印	PEPARS		定価(消費税8%)	冊数
	2019 年__月〜12 月定期購読(送料弊社負担)			
	PEPARS No. 147　**美容医療の安全管理とトラブルシューティング**　増大号		5,616 円	
	PEPARS No. 135　**ベーシック＆アドバンス　皮弁テクニック**　増大号		5,616 円	
	バックナンバー(号数と冊数をご記入ください) No.			

○印	Monthly Book Derma.		定価(消費税8%)	冊数
	2019 年__月〜12 月定期購読(送料弊社負担)			
	MB Derma. No. 281　**これで鑑別は OK！ダーモスコピー診断アトラス**　増刊号		6,048 円	
	MB Derma. No. 275　**外来でてこずる皮膚疾患の治療の極意**　増大号		5,184 円	
	MB Derma. No. 268　**これが皮膚科診療スペシャリストの目線！診断・検査マニュアル**　増刊号		6,048 円	
	バックナンバー(号数と冊数をご記入ください) No.			

○印	瘢痕・ケロイド治療ジャーナル	
	バックナンバー(号数と冊数をご記入ください) No.	

○印	書籍		定価(消費税8%)	冊数
	グラフィック リンパ浮腫診断—医療・看護の現場で役立つケーススタディ—		7,344 円	
	整形外科雑誌 Monthly Book Orthopaedics 創刊 30 周年記念書籍 **アトラス骨折治療の基本手技マニュアル**		16,200 円	
	足育学　外来でみるフットケア・フットヘルスウェア		7,560 円	
	眼科雑誌 Monthly Book OCULISTA 創刊 5 周年記念書籍 **すぐに役立つ眼科日常診療のポイント**—私はこうしている—		10,260 円	
	ケロイド・肥厚性瘢痕 診断・治療指針 2018		4,104 円	
	実践アトラス 美容外科注入治療　改訂第 2 版		9,720 円	
	ここからスタート！眼形成手術の基本手技		8,100 円	
	Non-Surgical 美容医療超実践講座		15,120 円	
	カラーアトラス 爪の診療実践ガイド		7,776 円	
	皮膚科雑誌 Monthly Book Derma. 創刊 20 年記念書籍 **そこが知りたい 達人が伝授する日常皮膚診療の極意と裏ワザ**		12,960 円	
	創傷治癒コンセンサスドキュメント—手術手技から周術期管理まで—		4,320 円	

○	書 名	定価	冊数	○	書 名	定価	冊数
	イラストからすぐに選ぶ 漢方エキス製剤処方ガイド	5,940 円			化粧医学—リハビリメイクの心理と実践—	4,860 円	
	複合性局所疼痛症候群(CRPS)をもっと知ろう	4,860 円			カラーアトラス 乳房外 Paget 病—その素顔—	9,720 円	
	スキルアップ！ニキビ治療実践マニュアル	5,616 円			超アトラス眼瞼手術	10,584 円	
	見落とさない！見間違えない！この皮膚病変	6,480 円			イチからはじめる 美容医療機器の理論と実践	6,480 円	
	図説 実践手の外科治療	8,640 円			アトラスきずのきれいな治し方 改訂第二版	5,400 円	
	使える皮弁術　上巻	12,960 円			使える皮弁術　下巻	12,960 円	
	匠に学ぶ皮膚科外用療法	7,020 円			腋臭症・多汗症治療実践マニュアル	5,832 円	

お名前	フリガナ 　　　　　　　　　　　　　　　　　　　　㊞	診療科
ご送付先	〒　　　－ □自宅　　□お勤め先	

電話番号	□自宅 □お勤め先

バックナンバー・書籍合計
5,000 円以上のご注文
は代金引換発送になります

—お問い合わせ先—
㈱全日本病院出版会営業部
電話 03(5689)5989

FAX 03(5689)8030

年　　月　　日

住 所 変 更 届 け

	フリガナ	
お 名 前		
お客様番号		毎回お送りしています封筒のお名前の右上に印字されております8ケタの番号をご記入下さい。
新お届け先	〒　　　　都 道 　　　　　府 県	
新電話番号	（　　　　　）	
変更日付	年　　月　　日より	月号より
旧お届け先	〒	

※ 年間購読を注文されております雑誌・書籍名に✓を付けて下さい。

- ☐ Monthly Book Orthopaedics （月刊誌）
- ☐ Monthly Book Derma. （月刊誌）
- ☐ 整形外科最小侵襲手術ジャーナル （季刊誌）
- ☐ Monthly Book Medical Rehabilitation （月刊誌）
- ☐ Monthly Book ENTONI （月刊誌）
- ☐ PEPARS （月刊誌）
- ☐ Monthly Book OCULISTA （月刊誌）

図説 実践 手の外科治療

東京慈恵会医科大学前教授　栗原邦弘／著

2012 年 5 月発行　　オールカラー　　B5 判　　262 頁　　定価 8,000 円＋税

日常手の外科治療に必要な知識を詳細に解説！
手外科専門以外の先生方にもお読みいただきたい網羅的書籍！

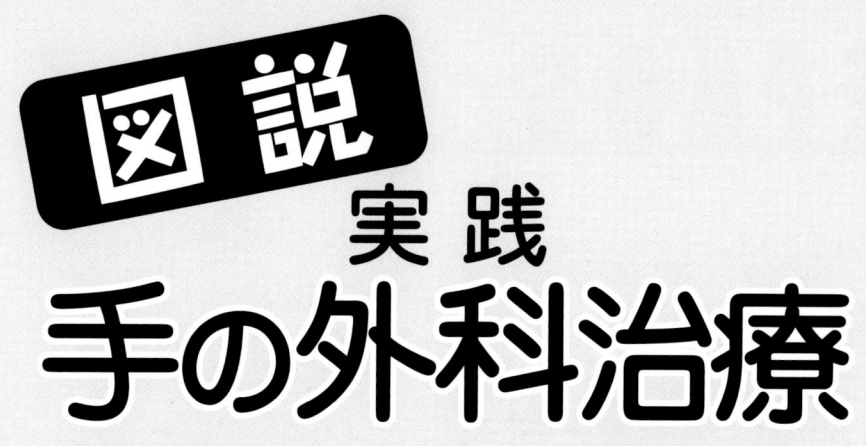

<総論>
I　手の外科診療の基本姿勢
II　手の基本解剖・機能(手掌部・手背部の皮膚／手・指掌側皮線／手掌部 land mark と深部組織／感覚機能／破格筋／種子骨／副手根骨／基本肢位と運動)
III　手の外科治療における補助診断(画像検査／その他の検査)
IV　救急処置を必要とする手部損傷(全身管理を必要とする外傷／局所管理を必要とする外傷)
V　手部損傷の治療原則(手部損傷の初期の対応／手部損傷の初期治療)

<実践編>
I　皮膚軟部組織損傷(手指高度損傷／手袋状皮膚剝脱創(手袋状剝皮損傷)：degloving injury／指(手袋状)皮膚剝脱創：ring avulsion injury／指先部組織欠損)
II　末節骨再建を必要とする手指部損傷(人工骨を用いた指先部再建／趾遊離複合組織移植による再建)
III　手指部屈筋腱損傷(基礎的解剖と機能／手部屈筋腱損傷の診断／指屈筋腱断裂の治療／術後早期運動療法)
IV　手指部伸筋腱損傷(指伸筋腱の解剖／保存療法／観血的療法／術後療法／手指伸筋腱の皮下断裂)
V　末梢神経障害(診断／治療／橈骨神経損傷／正中神経損傷／尺骨神経損傷)
VI　骨・関節の損傷(関節脱臼／骨折)
VII　炎症性疾患(非感染性疾患／感染性疾患)
VIII　手指の拘縮(皮膚性拘縮／阻血性拘縮，区画症候群／Dupuytren 拘縮)
IX　手指部腫瘍(軟部腫瘍／骨腫瘍)
X　特異疾患(爪甲の異常／特異な手・指損傷)

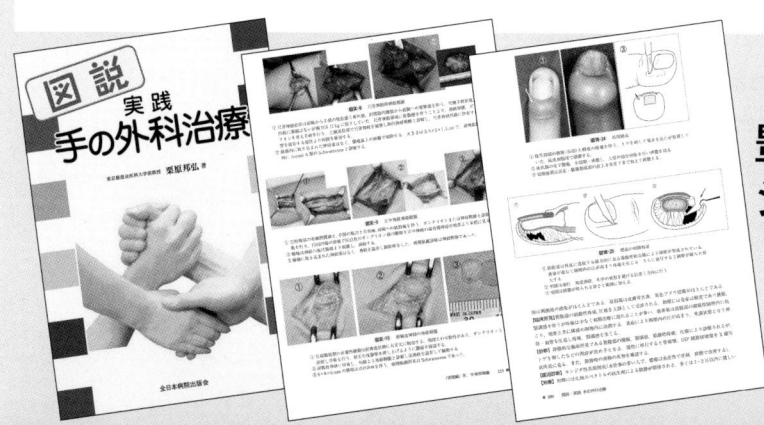

豊富な症例写真と
シェーマで詳説！

㈱全日本病院出版会

〒 113-0033　東京都文京区本郷 3-16-4
TEL：03-5689-5989　FAX：03-5689-8030
https://www.zenniti.com

PEPARS

各号定価 3,000 円＋税．ただし，増大号：No. 14, 51, 75, 87, 99, 100, 111 は定価 5,000 円＋税．No. 123, 135, 147 は 5,200 円＋税．
在庫僅少品もございます．品切の際はご容赦ください．
（2019 年 7 月現在）
本頁に掲載されていないバックナンバーにつきましては，弊社ホームページ(http://www.zenniti.com)をご覧下さい．

click

| 全日本病院出版会 | 検 索 |

全日本病院出版会 公式 twitter !!

弊社の書籍・雑誌の新刊情報，または好評書のご案内を中心に，タイムリーな情報を発信いたします．
全日本病院出版会公式アカウント @zenniti_info を是非ご覧下さい !!

2019 年 年間購読 受付中！
年間購読料 41,436 円(税込)(送料弊社負担)
(1 月号〜9 月号は消費税 8%，10 月号〜12 月号は消費税 10%)
(通常号 11 冊，増大号 1 冊：合計 12 冊)

鼻の再建外科

No.153 （2019 年 9 月号）

編集／千葉大学教授　　　　　　　　三川　信之

PEPARS　No.152

2019 年 8 月 15 日発行（毎月 1 回 15 日発行）
定価は表紙に表示してあります．
Printed in Japan

発行者　　末　定　広　光
発行所　　株式会社　全日本病院出版会
〒 113-0033 東京都文京区本郷 3 丁目 16 番 4 号
　　　　　電話（03）5689-5989　Fax（03）5689-8030
　　　　　郵便振替口座 00160-9-58753

印刷・製本　三報社印刷株式会社　　　電話（03）3637-0005
広告取扱店　㈱日本医学広告社　　　　電話（03）5226-2791